U0230551

科学出版社"十三五"普通高等教育本科规划教材

医用物理实验

主　编　吉　强　王晨光

副主编　石继飞　刘东华　张　燕　王卫国

科　学　出　版　社

北　京

内 容 简 介

本书内容严格按照教育部高等学校大学物理课程教学指导委员会第三次工作会议上通过的《医药类专业的物理实验课程教学基本要求》编写，共 25 个实验，基本覆盖了医药类各专业所需要的医用物理实验内容. 全书结构与基本要求相对应，由绪论、基础物理实验、医学物理实验和近代物理实验四部分组成. 每个具体实验包括实验目的、实验原理、实验器材、实验步骤、注意事项和思考题六大部分. 同时每个实验都引入了二维码链接技术，在二维码中放入相应的微课等数字内容，使纸质空间和数字空间相互交叉融为一体.

本书适合高等医学院校五年制和 5+3 八年制临床、预防、口腔、麻醉、影像、药学、检验、全科医生等专业使用，也可供医药院校其他专业的师生和研究工作者使用.

图书在版编目（CIP）数据

医用物理实验/吉强，王晨光主编. —北京：科学出版社，2019.1
科学出版社"十三五"普通高等教育本科规划教材
ISBN 978-7-03-060292-3

Ⅰ．①医…　Ⅱ．①吉…②王…　Ⅲ．①医用物理学-实验-高等学校-教材　Ⅳ．①R312-33

中国版本图书馆 CIP 数据核字（2018）第 292525 号

责任编辑：罗　吉　田轶静 / 责任校对：杨聪敏
责任印制：吴兆东 / 封面设计：迷底书装

科 学 出 版 社 出版
北京东黄城根北街 16 号
邮政编码：100717
http://www.sciencep.com

天津市新科印刷有限公司印刷

科学出版社发行　各地新华书店经销

*

2019 年 1 月第 一 版　开本：720×1000 1/16
2024 年 7 月第十三次印刷　印张：11 3/4
字数：237 000

定价：35.00 元
（如有印装质量问题，我社负责调换）

《医用物理实验》编委会

主　编：吉　强(天津医科大学)
　　　　王晨光(哈尔滨医科大学)
副主编：石继飞(包头医学院)
　　　　刘东华(新乡医学院)
　　　　张　燕(广西医科大学)
　　　　王卫国(武警后勤学院)
编　委：(按姓名拼音排序)
　　　　陈晓远(韶关学院)
　　　　池子强(河北医科大学)
　　　　邓　玲(陆军军医大学)
　　　　贺奇才(中山大学)
　　　　侯淑莲(华北理工大学)
　　　　罗明艳(天津医科大学)
　　　　孟燕军(河北医科大学)
　　　　莫　华(广西医科大学)
　　　　彭雯琦(广西医科大学)
　　　　秦松梅(广西中医药大学)
　　　　仇　惠(牡丹江医学院)
　　　　童家明(青岛大学)
　　　　韦相忠(广西中医药大学)
　　　　许建梅(海南医学院)
　　　　闫　冰(河北大学)
　　　　杨文沛(右江民族医学院)
　　　　张　宇(哈尔滨医科大学)
　　　　赵　昕(山东第一医科大学)
　　　　郑海波(福建医科大学)

前　言

早在 1982 年卫生部就颁布了医药院校五年制《医用物理学教学大纲》(试用稿)，之后多年没有再颁布新的医用物理学的教学大纲或教学基本要求,致使医药类专业物理课程教学逐渐走向无章可循的格局,各院校医用物理学课程的学时数、教学内容及要求有很大差别,各自为政,处于无序状态.2014 年 10 月在广西中医药大学召开的教育部高等学校大学物理课程教学指导委员会第三次工作会议上通过了《医药类专业的物理实验课程教学基本要求》. 从此,医学院校医用物理学实验课程回归到了有章可循、有法可依的局面.

本书以全国高等学校医学本科阶段教育培养目标为依据,以 2014 年 10 月在广西中医药大学召开的教育部高等学校大学物理课程教学指导委员会第三次工作会议上通过的《医药类专业的物理实验课程教学基本要求》为参考,由全国 12 省市 19 所院校长期从事医用物理学教学的骨干教师(包括教育部高等学校大学物理课程教学指导委员会委员吉强、王晨光、邓玲、韦相忠,医药工作委员会委员莫华、刘东华、童家明、贺奇才等)结合多年的教学实践体会,历经一年多时间精心打造共同编写完成.全书结构与基本要求相对应,分为绪论、基础物理实验、医学物理实验和近代物理实验四部分.各院校可以参照基本要求,医用物理实验学时数不少于 36 学时规定,根据本校的实际情况灵活选取、调整实验内容.

本书中每个具体实验包括实验目的、实验原理、实验器材、实验步骤、注意事项和思考题六大部分.由于同一种实验在不同的院校所用到的仪器设备可能不同,所以在纸质教材中针对每个实验都放入一个二维码图标,建立方便的二维码链接形式,让学生使用手机即可方便迅速地阅读到自己学校的相关具体仪器设备等.在实验室调换更新仪器设备时,也可及时方便地修改二维码中相应的文字内容.同时二维码中还有与该实验相关的微课等数字内容.

本书由吉强负责全书的统稿,王晨光负责全书插图的整理,刘东华、王卫国负责二维码数字内容的整理和制作,天津医科大学储信炜负责文稿的规范化调整,王卫国担任全书的秘书工作.

本书的编写工作得到了各位编者单位领导的关心和支持,同时科学出版社高教数理分社的昌盛分社长和罗吉编辑为组织教材的编写与出版做了大量工作,在此一并表示衷心的感谢.

由于我们水平和能力有限,书中难免还会有不妥之处,恳请使用本书的师生提出宝贵意见和建议,以便我们及时纠正.

吉 强

2018 年 9 月

目　　录

绪　　论

第一节　物理实验对现代医药人才培养的必要性

　　物理学是研究物质的基本结构、基本运动形式、相互作用及其转化规律的学科. 物理学的基本概念和基本理论具有极大的普遍性, 它为很多自然科学、工程技术提供了理论基础和实验技术. 物理学的思想和方法对自然科学的研究和工程技术的发展有指导作用. 正因如此, 物理学一直是自然科学的带头学科, 它与其他学科互相渗透, 形成一系列交叉学科, 从而促进了自然科学的蓬勃发展.

　　物理学的理论和实验技术对现代医学科学发展做出了重要贡献. 历史上, 医学科学的发展不断受益于物理学的研究成果, 例如, X 射线、核磁共振、超声、CT、DSA、激光和各种显微技术已广泛应用于医学临床和研究领域. 在现代化的医院中随处可见应用物理原理或技术的先进诊疗设备, 这意味着医药类专业学生应掌握更多的物理学知识和物理学实验技能.

　　物理学是一门以实验为基础的科学. 物理定律有许多是用观察和实验的方法建立起来的. 观察就是在自然条件下研究现象, 因而在很大程度上受到自然条件的限制. 物理实验是人们按照自己的意志, 将自然界中物质的各种基本运动形态(如力、热、声、光、电等)在一定条件下再现, 从而对其进行观察和分析研究的过程. 由此可见, 实验是物理理论的主要来源. 例如, 在 1831 年, 法拉第在实验室中发现电磁感应现象, 之后通过大量的实验确立了电磁感应定律. 不但如此, 物理理论的正确性也要通过实验来加以验证. 例如, 爱因斯坦在他的狭义相对论中, 预言了物质运动的质能关系 $E = mc^2$, 而这一关系的正确性, 还是通过几十年后的原子物理实验确定的. 这样的例子不胜枚举. 物理学发展的历史充分证明, 物理实验在整个物理学的发展中起决定性作用.

一、医用物理学实验课的目的要求

　　(1) 使学生掌握一些基本物理量的测量方法, 学会正确使用物理仪器, 熟悉一些物理实验方法.

　　(2) 培养学生独立自主的科学工作作风、实事求是的科学工作方法及科研工作能力.

绪论PPT

(3) 巩固和加深学生对物理现象及规律的认识.

二、医用物理学实验课的具体要求

(1) 熟悉常用仪器设备的一般原理及使用方法，其中包括游标卡尺、千分尺、秒表、温度计、万用表、示波器、心电图机、常用电源等.

(2) 能按照简单线路图正确连接电路.

(3) 了解实验误差的基本概念，能分析误差发生的原因，能正确按照处理有效数字的规则进行数据记录和运算.

(4) 能正确按数据画出图线，并能利用图线分析实验结果.

(5) 能写出正规的实验报告.

(6) 培养学生科学的工作作风. ①实验必须在理论指导下有目的地进行，实验前要预习，并要求写出预习报告；预习报告的内容应包括：实验题目、目的、器材、基本原理、简单步骤，并绘出有关表格等；不允许在没有充分准备的情况下盲目操作. ②一切操作必须按正规方法进行，对待实验数据要严肃认真，原始记录要清楚真实. ③在实验过程中，应保持室内安静，养成整齐清洁、有条不紊的习惯，爱护仪器，注意节约. ④平时教学中要进行严格考查，未完成全部实验或操作未达到要求的学生必须补做或重做.

第二节　物理实验的基本理论及方法

一、测量误差的基本知识

1. 测量

物理实验以测量为基础，根据测量方法可分为直接测量与间接测量. 可用测量仪器或仪表直接读出测量值的测量，称为直接测量. 例如，用米尺测得物体的长度是 91.12cm，用毫安表量得的电流为 3.02mA 等. 但是，有些物理量无法进行直接测量，需要根据待测量与若干个直接测量值的函数关系求出，这样的测量称为间接测量. 例如，测量铜柱体的密度时，需要先测量铜柱的高度 h、直径 d 和质量 m，然后计算出密度 $\rho = 4m/(\pi d^2 h)$，像这样的测量称为间接测量.

按测量条件，测量可分为等精度测量和不等精度测量.

等精度测量：在对某一物理量进行多次重复测量过程中，每次测量条件都相同的一系列测量称为等精度测量. 例如，由同一个人在同一仪器上采用同样的测量方法对同一待测物理量进行多次测量，每次测量的可靠程度都相同，这些测量是等精度测量.

不等精度测量：在对某一物理量进行多次重复测量过程中，测量条件完全不同或部分不同，各结果的可靠程度自然也不同的一系列测量称为不等精度测量.例如，对某一物理量进行测量时，选用的仪器不同，或测量方法不同，或测量人员不同等都属于不等精度测量.

绝大多数实验都采用等精度测量.

2. 测量误差

反映物质固有属性的物理量所具有的客观的真实数值称为真值. 由于测量所使用的仪器不可能尽善尽美，测量所依据的理论公式所要求的条件也是无法绝对保证的，再加上测量技术、环境条件等各种因素的局限，真值一般无法得到. 但是，从统计理论可以证明，在条件不变的情况下进行多次测量时，可以用算术平均值作为相对真值.

测量结果与客观存在的真值之间总有一定的差异. 我们把测量结果与真值之间的差值叫做测量误差，简称误差. 误差存在于一切测量之中，而且贯穿于整个测量过程. 在确定实验方案、选择测量方法或选用测量仪器时，要考虑测量误差. 在数据处理时，要估算和分析误差. 总之，必须以误差分析的理论指导实验的全过程.

测量误差可以用绝对误差表示，也可以用相对误差表示，还可以用百分误差表示.

绝对误差=测量值–真值

相对误差=|绝对误差/真值|×100%

百分误差=|(测量最佳值–公认值)/公认值|×100%

3. 误差的分类

测量误差按原因与性质可分为系统误差、随机误差和过失误差三大类.

(1) 系统误差. 系统误差指在相同条件下，多次测量同一物理量时，测量值对真值的偏离(大小和方向)总是相同的.

系统误差的主要来源有：①仪器误差(如刻度不准、米尺弯曲、零点没调好、砝码未校正)；②环境误差(如温度、压强等的影响)；③个人误差(如读数总是偏大或者偏小等)；④理论和公式的近似性(如用单摆测量重力加速度时所用公式的近似性)等.

增加测量次数并不能减小系统误差，为了减小和消除系统误差，必须针对其来源逐步具体考虑，或者采用一定的测量方法，或者经过理论分析、数据分析和反复对比的方法找出适当的关系对结果进行修正.

(2) 随机误差. 随机误差(又称偶然误差)是指在同一条件下多次测量同一物

理量，测量结果总是稍许差异且变化不定.

随机误差来源于各种偶然的或不确定的因素：①人们的感官(如听觉、视觉、触觉)灵敏度的差异和不稳定；②外界环境的干扰(温度的不均匀、振动、气流、噪声等)；③被测对象本身的统计涨落等.

虽然偶然误差的存在使每一次测量偏大或偏小是不确定的，但是，当测量次数增加时，它服从一定的统计规律. 在一定的条件下，经过多次测量，测量值落在真值附近的某个范围内的概率是一定的，而且偏离真值较小的数据比偏离真值较大的数据出现的概率大，偏离真值很大的数据出现的概率趋于 0. 因此，增加测量次数可以减少偶然误差.

系统误差与偶然误差的来源、性质不同，处理方法也不同. 但是，它们之间也是有联系的. 如对某问题从一个角度来看是系统误差，而从另一个角度来看又是偶然误差. 因此在误差分析中，往往把两者联系起来对测量结果作总体评定.

(3) 过失误差. 过失误差是由观测者不正确地使用仪器、操作错误、读数错误、观察错误、记录错误、估算错误等不正常情况引起的误差. 错误已不属于正常的测量工作范围，应将其剔除. 所以，在作误差分析时，要估计的误差通常只有系统误差和随机误差.

4. 测量的精密度、准确度和精确度

对测量结果作总体评定时，一般把系统误差和随机误差联系起来看. 精密度、准确度和精确度都是评价测量结果好坏的，但是这些概念的含义不同，使用时应加以区别.

(1) 精密度. 精密度表示测量结果中的随机误差大小的程度. 它是指在一定的条件下进行重复测量时，所得结果的相互接近程度，是描述测量重复性高低的. 精密度高，即测量数据的重复性好，随机误差较小.

(2) 准确度. 准确度表示测量结果中的系统误差大小的程度. 它是指测量值或实验所得结果与真值符合的程度，即描述测量值接近真值的程度. 准确度高，即测量结果接近真值的程度好，系统误差小.

(3) 精确度. 精确度是测量结果中系统误差和随机误差的综合. 它是指测量结果的重复性及接近真值的程度. 对于实验和测量来说，精密度高准确度不一定高，而准确度高精密度也不一定高；只有精密度和准确度都高时，精确度才高.

现在以打靶结果为例来形象地说明三个"度"之间的区别，见图 0-1. 图(a)表示子弹相互之间比较近，但偏离靶心较远，即精密度高准确度较差. 图(b)表示子弹相互之间比较分散，但没有明显的固定偏向，故准确度高而精密度较差. 图(c)表示子弹相互之间比较集中，且都接近靶心，精密度和准确度都很好，亦即精确度高.

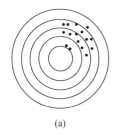 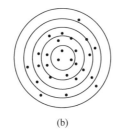 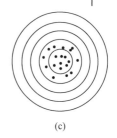

　　　　(a)　　　　　　　　　　　(b)　　　　　　　　　　　(c)

图 0-1　精密度、准确度和精确度示意图

5. 随机误差的估算

1) 算术平均值

算数平均值的普遍表达式为

$$\overline{x} = \frac{1}{n}(x_1 + x_2 + \cdots + x_n) = \frac{1}{n}\sum_{i=1}^{n}x_i$$

这里，x_i 是第 i 次测量值，n 是测量次数.

2) 残差

每一次测量值与算术平均值的差值，用 Δx_i 表示.

$$\Delta x_i = x_i - \overline{x}$$

用残差去估算误差，所得结果为测量值的实验标准偏差，用 σ 表示.

3) 标准偏差

任意一次测量值的实验标准偏差近似为

$$\sigma_x = \sqrt{\frac{\sum_{i=1}^{n}\Delta x_i^2}{n-1}} = \sqrt{\frac{1}{n-1}\sum_{i=1}^{n}(x_i - \overline{x})^2} \tag{0-1}$$

这个公式又称贝塞尔公式，它表示如果在相同条件下进行多次测量，其随机误差遵从高斯分布，那么，任意一次测量值误差出现在 $(-\sigma_x, \sigma_x)$ 内的概率为 68.3%.

算术平均值的实验标准偏差为

$$\sigma_{\overline{x}} = \frac{\sigma_x}{\sqrt{n}} = \sqrt{\frac{\sum_{i=1}^{n}(x_i - \overline{x})^2}{n(n-1)}} \tag{0-2}$$

它表示如果多次测量的随机误差遵从高斯分布，那么，其值出现在 $(\overline{x} - \sigma_{\overline{x}}, \overline{x} + \sigma_{\overline{x}})$ 的概率为 68.3%.

4) 误差取位规则

约定：绝对误差一般取一位有效数字，其尾数只进不舍，以免产生估计不足.相对误差一般取两位有效数字.

测量值的有效数字尾数应与绝对误差的尾数取齐，其尾数采用四舍六入五凑偶法则，这种舍入法则的出发点是使尾数舍与入的概率相等.

5) 误差的传递公式

间接测量是由各直接测量值通过函数关系计算得到的，既然直接测量有误差存在，那么间接测量也必有误差，这就是误差的传递. 由直接测量值及其误差来计算间接测量值的误差之间的关系式称为误差的传递公式.

设间接测量值为 N，它是由各互不相关的直接测量值 A，B，C，$\cdots$通过函数关系 f 求得的，即

$$N = f(A,B,C,\cdots)$$

若各个独立的直接测量值的误差分别为 σ_A，σ_B，σ_C，$\cdots$，则间接测量值 N 的误差估算需要用误差的方和根合成. 其标准误差为

$$\sigma_N = \sqrt{\left(\frac{\partial f}{\partial A}\sigma_A\right)^2 + \left(\frac{\partial f}{\partial B}\sigma_B\right)^2 + \left(\frac{\partial f}{\partial C}\sigma_C\right)^2 + \cdots} \tag{0-3}$$

相对误差

$$\frac{\sigma_N}{N} = \frac{1}{f(A,B,C,\cdots)}\sqrt{\left(\frac{\partial f}{\partial A}\sigma_A\right)^2 + \left(\frac{\partial f}{\partial B}\sigma_B\right)^2 + \left(\frac{\partial f}{\partial C}\sigma_C\right)^2 + \cdots} \tag{0-4}$$

式中的 A，B，C，$\cdots$是直接测量值，σ_A，σ_B，σ_C，$\cdots$是各直接测量值的误差.

对于以加减运算为主的函数关系，一般用式(0-3)先计算标准误差，再求出相对误差；而以乘除运算为主的函数关系，一般先计算相对误差，再计算标准误差，步骤如下.

(1) 对函数取对数

$$\ln N = \ln f(A,B,C,\cdots)$$

(2) 求相对误差

$$E = \frac{\sigma_N}{N} = \sqrt{\left(\frac{\partial \ln f}{\partial A}\sigma_A\right)^2 + \left(\frac{\partial \ln f}{\partial B}\sigma_B\right)^2 + \left(\frac{\partial \ln f}{\partial C}\sigma_C\right)^2 + \cdots} \tag{0-5}$$

(3) 求标准误差

$$\sigma_N = N \cdot E$$

二、常用仪器误差

仪器误差是指在仪器规定的使用条件下，正确使用仪器时，仪器的指示数和被测量的真值之间可能产生的最大误差. 它的数值通常由制造厂家和计量单位使用更精密的仪器，经过检定比较后给出，其符号可正可负，用 $\Delta_{仪}$ 表示. 通常仪器误差既包含系统误差，又包含随机误差，它在很大程度上取决于仪器的精度. 一

般级别高的仪器和仪表(如 0.2 级精密电表)，仪器误差主要是随机误差；级别低的(如 1.0 以下)则主要是系统误差. 一般所用的 0.5 级或 1.0 级仪表，两种误差都可能存在. 根据仪器的级别计算仪器误差的公式为

$$\Delta_{仪}=量程×级别\%$$

如果没有注明仪器级别，在物理实验教学中，对于一些连续刻度(可估读)的仪器，一般用仪器的最小刻度的一半作为 $\Delta_{仪}$；而对于非连续刻度(不可估读)的仪器，一般用仪器的最小刻度作为 $\Delta_{仪}$.

仪器误差的概率密度函数遵从的是均匀分布，如图 0-2 所示. 均匀分布是指其误差在 $[-\Delta_{仪}, \Delta_{仪}]$ 内，误差(不同大小和符号)出现的概率都相同，而区间外的概率为 0，即 $\int_{-\Delta_{仪}}^{+\Delta_{仪}} f(\Delta)\mathrm{d}\Delta=1$. 所以误差服从以下规律分布：$f(\Delta)=\dfrac{1}{2}\Delta_{仪}$.

可以证明，服从均匀分布的仪器最大误差所对应的标准误差为

$$\sigma_{仪}=\frac{\Delta_{仪}}{\sqrt{3}}$$

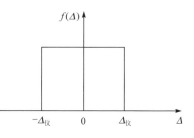

图 0-2　均匀分布曲线

在物理实验教学中，正确使用仪器时，我们约定仪器的基本误差(或最大误差)如下：

米尺：仪器误差 $\Delta_{仪}=0.5\mathrm{mm}$；

五十分游标卡尺：仪器误差 $\Delta_{仪}=0.02\mathrm{mm}$；

螺旋测微器：仪器误差 $\Delta_{仪}=0.005\mathrm{mm}$；

分光计：仪器误差 $\Delta_{仪}=1'$；

读数显微镜：仪器误差 $\Delta_{仪}=0.005\mathrm{mm}$；

机械秒表：仪器误差 $\Delta_{仪}=0.2\mathrm{s}$；

电表：仪器误差 $\Delta_{仪}=(量程\ M×\varepsilon\%)$(单位)，$\varepsilon$ 为仪器精度等级值；

电阻箱：仪器误差 $\Delta_{仪}=(\varepsilon\%R+0.002m)\Omega$，$m$ 是总转盘数.

三、不确定度的基本概念

不确定度和误差是两个不同的概念，它们之间既有联系，又有本质的区别. 误差是指测量值与真值之差，由于真值一般不可能准确地知道，因此测量误差也不可能确切获知. 而不确定度是指误差可能存在的范围，这一范围的大小能够用数值表达. 因此，不确定度实质上是误差的估计值.

1. 不确定度的概念

由于测量误差的存在而对被测量值不能肯定的程度称为不确定度. 它是表征

对被测量的真值所处的量值范围的评定. 例如, 测得一单摆的周期为

$$T = (8.163 \pm 0.002)\text{s} \qquad (P = 68.3\%)$$

其中, 0.002 为不确定度, $P=68.3\%$表示置信概率. 这样表示的意义为: 被测单摆周期的真值, 落在(8.163−0.002, 8.163+0.002)内的可能性有 68.3%. 因此不确定度是测量结果表述中的一个重要参数, 它能合理地说明测量值的分散程度和真值所在范围的可靠程度. 不确定度亦可理解为一定置信概率下误差限的绝对值, 记为Δ.

不确定度的定量表述就是给出所需的置信概率, 用标准误差倍数表示置信区间. 例如, 用不确定度σ时, 置信概率为 68.3%, 置信区间为$(-\sigma, \sigma)$; 用不确定度3σ时, 置信概率为 99.7%, 置信区间为$(-3\sigma, 3\sigma)$. 因此只要对测量结果给出不确定度, 即给出置信区间和置信概率, 就表达了测量结果的精确度.

判断异常数据的方法一般采用3σ准则. 当不确定度超过3σ时, 测量偏差的绝对值大于3σ的置信概率仅为 0.3%, 这种可能性微乎其微, 该测量值视为坏值而被剔除.

2. 不确定度的分类

测量不确定度由几个分量构成. 通常, 按不确定度值的计算方法分为 A 类不确定度和 B 类不确定度, 或 A 类分量和 B 类分量.

A 类分量是在一系列重复测量中, 用统计学方法计算的分量Δ_{A},

$$\Delta_{\text{A}} = \sigma_{\bar{x}} = \sqrt{\frac{\sum_{i=1}^{n}(x_i - \bar{x})^2}{n(n-1)}} \tag{0-6}$$

B 类分量是用其他方法(非统计学方法)评定的分量Δ_{B},

$$\Delta_{\text{B}} = \sigma_{\text{仪}} = \Delta_{\text{仪}}/C$$

在物理实验教学中, 为简化处理, A 类分量Δ_{A}指标准误差, B 类分量Δ_{B}仅考虑仪器标准误差, 并约定式中$C = \sqrt{3}$(假定仪器误差满足均匀分布). 将 A 类和 B 类分量采用方和根合成, 得到合成不确定度表达式为

$$\Delta = \sqrt{\Delta_{\text{A}}^2 + \Delta_{\text{B}}^2} \tag{0-7}$$

注: 式中忽略置信因子t_P(测量次数 n 取 6~10).

测量结果的标准式为

$$x = \bar{x} \pm \Delta\,(\text{单位}), \qquad E = \frac{\Delta}{\bar{x}} \times 100\%$$

不确定度取位规则：在物理实验中，绝对不确定度一般取一位有效数字，其尾数采用只进不舍法则. 相对不确定度一般取两位有效数字.

测量值有效数字取位规则：测量值的尾数应与绝对不确定度的尾数取齐，其尾数的进位采用四舍六入五凑偶法则.

例 0-1　用米尺($\Delta_{仪} = 0.5\text{mm}$)测一钢丝长度，六次测量值(单位：mm)分别为 $x_1 = 14.0$，$x_2 = 14.4$，$x_3 = 14.9$，$x_4 = 14.2$，$x_5 = 14.1$，$x_6 = 14.8$. 试写出它的测量结果，并用不确定度 $\bar{x} \pm \Delta$ 表示.

解　(1) 计算算术平均值

$$\begin{aligned}
\bar{x} &= \frac{1}{6} \sum x_i \\
&= \frac{14.0 + 14.4 + 14.9 + 14.2 + 14.1 + 14.8}{6} \\
&= 14.4 (\text{mm})
\end{aligned}$$

(2) 计算 A 类不确定度

$$\begin{aligned}
\Delta_{\text{A}} &= \sqrt{\frac{\sum\limits_{i=1}^{6}(x_i - \bar{x})^2}{6(6-1)}} \\
&= \sqrt{\frac{1}{5 \times 6}(0.4^2 + 0.0^2 + 0.5^2 + 0.2^2 + 0.3^2 + 0.4^2)} \\
&\approx 0.153 \approx 0.2(\text{mm})
\end{aligned}$$

(3) 计算 B 类不确定度

$$\Delta_{\text{B}} = \frac{\Delta_{仪}}{\sqrt{3}} \approx 0.3\text{mm}$$

(4) 合成不确定度

$$\Delta = \sqrt{\Delta_{\text{A}}^2 + \Delta_{\text{B}}^2} = \sqrt{0.2^2 + 0.3^2} \approx 0.4(\text{mm})$$

(5) 测量结果

$$x = (14.4 \pm 0.4)\text{mm}，\qquad E = \frac{\Delta}{\bar{x}} \times 100\% = 2.8\%$$

3. 不确定度与误差

不确定度是在误差理论的基础上发展起来的，不确定度 A 类分量的估算用到了标准误差计算的公式.

误差用于定性描述实验测量的有关理论和概念，不确定度用于实验结果的定量分析和运算等. 用测量不确定度代替误差评定测量结果, 具有方便性、合理性和实用性.

误差可正可负, 而不确定度永远是正的.

误差是不确定度的基础, 不确定度是对经典误差理论的一个补充, 是现代误差理论的内容之一, 它还有待于进一步地研究、完善和发展.

四、直接测量结果与不确定度的估算

在物理实验中, 直接测量主要有单次测量和多次测量. 由于不确定度评定方法的复杂性, 只能采用简化的、具有一定近似性的估算方法.

1. 单次测量

单次测量的结果表示式为

$$x = x_{测} \pm \Delta_{仪} (单位)$$

其中, $x_{测}$ 是单次测量值, 也称为单次测量最佳值. 不确定度取仪器基本误差 $\Delta_{仪}$, 仪器基本误差可在仪器说明书或某些技术标准中查到, 或通过估算获得.

2. 多次测量

多次测量的结果表示为

$$x = \bar{x} \pm \Delta (单位)$$

其中, $\bar{x}$ 是一列测量数据(即测量列)的算术平均值(即测量列的最佳值); Δ 是合成不确定度. 物理实验的测量结果表示中, 合成不确定度 Δ 从估计方法上分为 A 类分量和 B 类分量, 并按方和根合成, 即

$$\Delta = \sqrt{\Delta_A^2 + \Delta_B^2} (单位)$$

例 0-2 用螺旋测微计 $(\Delta_{仪} = 0.005\text{mm})$ 测量某一铁板的厚度: (1)单次测量值为 3.779mm; (2)8 次测量一列数据为 3.784mm, 3.779mm, 3.786mm, 3.781mm, 3.778mm, 3.782mm, 3.780mm, 3.778mm. 试分别写出它的测量结果.

解 (1) 单次直接测量结果为

$$d = (3.779 \pm 0.005)\text{mm}$$

(2) 多次直接测量情况

$$\bar{d} = \frac{1}{8} \sum d_i$$

$$= \frac{3.784+3.779+3.786+3.781+3.778+3.782+3.780+3.778}{8}$$

$$= 3.781 (\text{mm})$$

$$\Delta_A = \sigma_{\overline{d}} = \sqrt{\frac{\sum_{i=1}^{8}\left(d_i - \overline{d}\right)^2}{8(8-1)}} \approx 0.002\text{mm}$$

$$\Delta_B = \sigma_{仪} = \frac{\Delta_{仪}}{\sqrt{3}} = \frac{0.005}{\sqrt{3}} \approx 0.003\,(\text{mm})$$

$$\Delta = \sqrt{\Delta_A^2 + \Delta_B^2} = 0.004\text{mm}$$

则多次直接测量结果表示为

$$d = (3.781 \pm 0.004)\text{mm}$$

五、间接测量结果与不确定度的估算

1. 不确定度传递公式

不确定度的传递公式与标准误差的传递公式形式上完全相同，即按方和根合成.

绝对不确定度的计算式为

$$\Delta_N = \sqrt{\left(\frac{\partial f}{\partial A}\Delta_A\right)^2 + \left(\frac{\partial f}{\partial B}\Delta_B\right)^2 + \left(\frac{\partial f}{\partial C}\Delta_C\right)^2 + \cdots} \qquad (0\text{-}8)$$

相对不确定度的计算式为

$$\frac{\Delta_N}{N} = \frac{1}{f(A, B, C, \cdots)}\sqrt{\left(\frac{\partial f}{\partial A}\Delta_A\right)^2 + \left(\frac{\partial f}{\partial B}\Delta_B\right)^2 + \left(\frac{\partial f}{\partial C}\Delta_C\right)^2 + \cdots} \qquad (0\text{-}9)$$

$$E = \frac{\Delta_N}{N} = \sqrt{\left(\frac{\partial \ln f}{\partial A}\Delta_A\right)^2 + \left(\frac{\partial \ln f}{\partial B}\Delta_B\right)^2 + \left(\frac{\partial \ln f}{\partial C}\Delta_C\right)^2 + \cdots} \qquad (0\text{-}10)$$

其中 Δ_A, Δ_B, Δ_C, $\cdots$ 分别表示各测量值的不确定度. (0-9)式适用于和差形式的函数, (0-10)式适用于积商形式的函数. 表 0-1 中列举了常用函数的不确定度传递公式.

结果表达式为

$$x = \overline{x} \pm \Delta_N\,(\text{单位}), \qquad E = \frac{\Delta_N}{\overline{x}} \times 100\%$$

表 0-1　几种常用函数的不确定度传递公式

函数关系	不确定度传递公式
$N = A + B$ 或 $N = A - B$	$\Delta_N = \sqrt{\Delta_A^2 + \Delta_B^2}$
$N = AB$ 或 $N = A/B$	$\dfrac{\Delta_N}{N} = \sqrt{\left(\dfrac{\Delta_A}{A}\right)^2 + \left(\dfrac{\Delta_B}{B}\right)^2}$

续表

函数关系	不确定度传递公式
$N = kA$	$\Delta_N = \lvert k \rvert \Delta_A$
$N = \dfrac{A^p B^q}{C^r}$	$\dfrac{\Delta_N}{N} = \sqrt{\left(\dfrac{p\Delta_A}{A}\right)^2 + \left(\dfrac{q\Delta_B}{B}\right)^2 + \left(\dfrac{r\Delta_C}{C}\right)^2}$
$N = A^{\frac{1}{p}}$	$\dfrac{\Delta_N}{N} = \dfrac{1}{p}\dfrac{\Delta_A}{A}$
$N = \sin A$	$\Delta_N = \lvert \cos A \rvert \Delta_A$
$N = \ln A$	$\Delta_N = \dfrac{1}{A}\Delta_A$

例 0-3 利用游标卡尺测量空心圆柱体体积 $V = \dfrac{\pi}{4}\left(D_1^2 - D_2^2\right)L$，求相对不确定度传递公式 $\dfrac{\Delta_V}{V}$.

解 方法一：取对数 $\ln V = \ln\dfrac{\pi}{4} + \ln\left(D_1 + D_2\right) + \ln\left(D_1 - D_2\right) + \ln L$，全微分

$$\frac{\mathrm{d}V}{V} = \frac{\mathrm{d}\left(D_1 + D_2\right)}{D_1 + D_2} + \frac{\mathrm{d}\left(D_1 - D_2\right)}{D_1 - D_2} + \frac{\mathrm{d}L}{L}$$

各项归并

$$\frac{\mathrm{d}V}{V} = \frac{2D_1}{D_1^2 - D_2^2}\mathrm{d}D_1 - \frac{2D_2}{D_1^2 - D_2^2}\mathrm{d}D_2 + \frac{1}{L}\mathrm{d}L$$

按方和根合成

$$\frac{\Delta_V}{V} = \sqrt{\left(\frac{2D_1}{D_1^2 - D_2^2}\Delta_{D_1}\right)^2 + \left(\frac{2D_2}{D_1^2 - D_2^2}\Delta_{D_2}\right)^2 + \left(\frac{1}{L}\Delta_L\right)^2}$$

方法二： 取对数 $\ln V = \ln\dfrac{\pi}{4} + \ln\left(D_1 + D_2\right) + \ln\left(D_1 - D_2\right) + \ln L$，求偏导数

$$\frac{\partial \ln V}{\partial D_1} = \frac{1}{D_1 + D_2} + \frac{1}{D_1 - D_2} = \frac{2D_1}{D_1^2 - D_2^2}$$

$$\frac{\partial \ln V}{\partial D_2} = \frac{1}{D_1 + D_2} - \frac{1}{D_1 - D_2} = -\frac{2D_2}{D_1^2 - D_2^2}$$

$$\frac{\partial \ln V}{\partial L} = \frac{1}{L}$$

按方和根合成

$$\frac{\Delta_V}{V} = \sqrt{\left(\frac{\partial \ln V}{\partial D_1}\Delta_{D_1}\right)^2 + \left(\frac{\partial \ln V}{\partial D_2}\Delta_{D_2}\right)^2 + \left(\frac{\partial \ln V}{\partial L}\Delta_L\right)^2}$$

$$= \left[\left(\frac{2D_1}{D_1^2 - D_2^2}\Delta_{D_1}\right)^2 + \left(\frac{2D_2}{D_1^2 - D_2^2}\Delta_{D_2}\right)^2 + \left(\frac{1}{L}\Delta_L\right)^2\right]^{\frac{1}{2}}$$

例 0-4　用流体静力称衡法测固体密度的公式为 $\rho = \frac{m}{m - m_1}\rho_0$，若测得

$m = (29.05 \pm 0.03)\mathrm{g}$，$m_1 = (19.07 \pm 0.03)\mathrm{g}$，$\rho_0 = (0.9998 \pm 0.0002)\mathrm{g \cdot cm^{-3}}$，分别
计算出 ρ 和 Δ_ρ.

解　(1) 计算

$$\bar{\rho} = \frac{\bar{m}}{\bar{m} - \bar{m}_1}\bar{\rho}_0 = \frac{29.05}{29.05 - 19.07} \times 0.9998 = \frac{29.05 \times 0.9998}{9.98} \approx 2.91(\mathrm{g \cdot cm^{-3}})$$

(2) 求不确定度传递公式

$$\ln \rho = \ln m - \ln(m - m_1) + \ln \rho_0$$

$$\frac{\partial \ln \rho}{\partial m} = \frac{1}{m} - \frac{1}{m - m_1} = -\frac{m_1}{m(m - m_1)}$$

$$\frac{\partial \ln \rho}{\partial m_1} = \frac{1}{m - m_1}$$

$$\frac{\partial \ln \rho}{\partial \rho_0} = \frac{1}{\rho_0}$$

$$E_\rho = \frac{\Delta_\rho}{\rho} = \sqrt{\frac{m_1^2}{m^2(m - m_1)^2}\Delta_m^2 + \frac{1}{(m - m_1)^2}\Delta_{m_1}^2 + \frac{1}{\rho_0^2}\Delta_{\rho_0}^2}$$

(3) 将 $\Delta_m = 0.03\mathrm{g}$，$\Delta_{m_1} = 0.03\mathrm{g}$，$\Delta_{\rho_0} = 0.0002\mathrm{g \cdot cm^{-3}}$ 代入不确定度传递公
式，得

$$E_\rho = \frac{\Delta_\rho}{\bar{\rho}} = \sqrt{\frac{\bar{m}_1^2}{\bar{m}^2(\bar{m} - \bar{m}_1)^2}\Delta_m^2 + \frac{1}{(\bar{m} - \bar{m}_1)^2}\Delta_{m_1}^2 + \frac{1}{\bar{\rho}_0^2}\Delta_{\rho_0}^2} = 0.34\%$$

$$\Delta_\rho = \bar{\rho}E_\rho = 0.01\mathrm{g \cdot cm^{-3}}$$

$$\rho = \bar{\rho} \pm \Delta_\rho = (2.91 \pm 0.01)\mathrm{g \cdot cm^{-3}}$$

2. 不确定度的分配与仪器的合理选配

不确定度传递公式还可以用来分析各直接测量值的不确定度对间接测量结果

不确定度影响的大小，为合理选用测量仪器和实验方法提供依据.

均分原则：假定各个分不确定度对总不确定度的影响相等，由此得各直接测量量的不确定度，最后确定测量各个直接测量量应选用的仪器.

若要求

$$\frac{\Delta_Y}{Y} = \sqrt{\left(\frac{\partial \ln f}{\partial A}\Delta_A\right)^2 + \left(\frac{\partial \ln f}{\partial B}\Delta_B\right)^2 + \left(\frac{\partial \ln f}{\partial C}\Delta_C\right)^2 + \cdots} \leqslant \eta\%$$

令

$$\left(\frac{\partial \ln f}{\partial A}\Delta_A\right)^2 = \left(\frac{\partial \ln f}{\partial B}\Delta_B\right)^2 = \left(\frac{\partial \ln f}{\partial C}\Delta_C\right)^2 = \cdots \leqslant \frac{(\eta\%)^2}{m}$$

则

$$\left|\frac{\partial \ln f}{\partial A}\Delta_A\right| = \left|\frac{\partial \ln f}{\partial B}\Delta_B\right| = \left|\frac{\partial \ln f}{\partial C}\Delta_C\right| = \cdots \leqslant \frac{\eta\%}{\sqrt{m}}$$

计算出 Δ_A，Δ_B，Δ_C，…后，从最经济的角度考虑适合的仪器.

第三节 物理实验数据的处理方法

一、有效数字

1. 有效数字基本概念

在使用仪器进行测量时，仪器的最小刻度称为该仪器的精度. 测量的精度取决于所用仪器的精度. 例如，一个米尺，精度是1cm，用它进行测量，则可准确读到厘米，并能估计到0.1cm. 另一米尺，精度是1mm，那么用它进行测量，可准确读到毫米，估计到0.1mm. 如用这两把尺子测量同一物体的长度，如图0-3和图0-4所示，其结果分别是 $L_1 = 10.2\text{cm}$ 和 $L_2 = 10.23\text{cm}$.

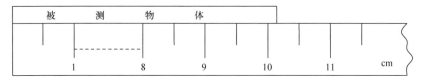

图 0-3 被测物体长为 10.2cm

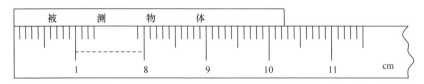

图 0-4 被测物体长为 10.23cm

对于第一个结果 L_1，数字"10"是准确读出的，"2"是估计出来的. 对于第二个测量结果，数字"10"和"2"是准确读出的，"3"是估计出来的. 因此我们把带有一位估计值(可疑数字)的近似数字叫做有效数字.

在相同条件下，用不同精度的仪器测量同一对象时，仪器的精度愈高，测量值的有效数字位数就愈多. 因此，用有效数字记录的测量值，不仅反映了它的量值的大小，还反映了它的准确程度，这就是有效数字的双重性.

根据有效数字的性质，在记录和处理实验数据时，应注意以下问题：

(1) 有效数字和"0"的关系："0"在中间或后面都是有效数字，绝不能因为零在最后面而舍去. 例如，用米尺测量一物体的长度，它的末端正好落在 10.2cm 的刻度线上，如图 0-5 所示，此时估计值应在"0.00cm"，最末一个"0"是有效数字，不能舍去，测量结果应为 10.20cm.

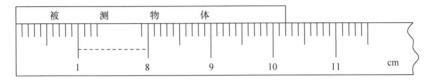

图 0-5　被测物体长为 10.20cm

(2) 有效数字的位数与小数点位置无关. 例如，1.504m = 0.001504km 是同一测量结果，都是四位有效数字.

(3) 常数的有效数字可以为无穷多，在计算时需要几位数字就写几位. 对于非整数值常数(如 π、e、$\sqrt{2}$ 等)一般应比测量数据多取一位.

(4) 如果有效数字的数值很大或很小，可用科学记数法表示成 $K \times 10^n$ (n 可正可负)的形式. 例如，0.00305m 可写成 3.05×10^{-3}m，30586m 可写成 3.0586×10^4m.

2. 有效数字运算规则

在实验中大多遇到的是求间接测量的物理量，因而不可避免地要加以各种运算，参加运算的分量可能很多，各分量有效数字的位数多少又不相同，那么运算结果的有效数字位数怎样确定呢？下面就介绍一种近似计算方法，利用它不仅可简化计算，而且又不影响结果的准确程度. 但应注意：有效数字的运算结果只能知道运算结果的有效数字中可疑数字在哪一位，而不知道其误差的大小.

有效数字中最后一位是可疑数字，可疑数字是有误差的，所以，可疑数字与准确数字(或可疑数字)的和、差、积、商也是可疑数字，故其运算方法与数学上有所不同，如下例(数字下有"－"者为可疑数字).

(1) 加减法. 几个数相加减时，运算结果的最后一位，应保留到尾数位最高的(绝对误差最大)一位可疑数字，其后一位可疑数字可按"舍入法则"处理.

例 0-5

$$\begin{array}{r}1\,9\,8.\underline{8}\\5\,8\,\underline{4}\\+\;\;2\,4.7\,\underline{0}\\\hline 8\,0\,7.5\,\underline{0}\end{array}$$

结果取 **8 0 8**

例 0-6

$$\begin{array}{r}8\,7.5\,\underline{4}\\-\;\;0.1\,1\,\underline{2}\\\hline 8\,7.4\,\underline{2}\,\underline{8}\end{array}$$

结果取 **8 7.4 3**

(2) 乘除法. 几个数相乘除时, 运算结果的有效数字一般应以各量中包含有效数字的位数最少者为准(特殊情况可多取或少取一位), 其后面一位可疑数字可按"舍入法则"处理. 运算过程中, 各测量值可多保留一位有效数字.

例 0-7

$$\begin{array}{r}3.2\,1\,\underline{0}\\\times\;\;\;\;2.5\,\underline{0}\\\hline \underline{0}\,0\,0\,\underline{0}\\1\,6\,0\,5\,\underline{0}\\6\,4\,2\,\underline{0}\\\hline 8.0\,\underline{2}\,5\,0\,0\end{array}$$

结果取 8.0 **2**

例 0-8

$$\begin{array}{r}7.\underline{7}\,9\,\underline{2}\\12\,\overline{)\,9\,3.5\,0\,\underline{4}}\\\underline{8\,4}\\\underline{9}\,5\\\underline{8\,4}\\1\,1\,0\\\underline{1\,0\,8}\\\underline{2}\,4\\\underline{2\,4}\\0\end{array}$$

结果取 7.8

舍入法则: 从第二位可疑数字起, 要舍入的数如小于"5"则舍去, 如大于"5"则进 1. 如等于"5"则看前面的一位数, 前面一位为奇数, 则进 1, 使其为偶数; 若前面一位为偶数(包括零), 则舍去后面的可疑数字.

(3) 一个数进行乘方、开方运算, 其结果的有效数字位数一般与被乘方、开方数的有效数字位数相同. 例如, $\sqrt{200}=14.1$.

(4) 由不确定度决定有效数字的原则.

函数运算不像四则运算那样简单, 而要根据不确定度传递公式计算出函数的不确定度, 然后, 根据测量结果最后一位数字与不确定度对齐的原则来决定有效数字, 称不确定度法.

例 0-9 $A=3000\pm2$, 求 $N=\ln A$.

解 先计算 $N=\ln A=\ln 3000=$ "8.006 367 6"(计算器显示), 函数 $N=\ln A$ 中只有一个自变量 A, 其不确定度为已知. 然后计算不确定度

$$\Delta_N=\frac{\partial N}{\partial A}\Delta_A=\frac{\Delta_A}{A}=\frac{2}{3000}\approx0.0007$$

结果

$$N = \ln A = 8.0064 \pm 0.0007$$

$$\frac{\Delta_N}{N} \approx 0.0087\%$$

例 0-10　$\theta = 60.00° \pm 0.03°$，求 $x = \sin\theta$.

解　先计算 $x = \sin\theta = \sin 60.00° = 0.866\,025\,4$，然后计算不确定度

$$\Delta_x = \frac{\partial x}{\partial \theta}\Delta_\theta = |\cos\theta|\Delta_\theta = 0.5 \times \left(0.03 \times \frac{2\pi}{360}\right) = 0.0003$$

结果

$$x = 0.8660 \pm 0.0003,\qquad \frac{\Delta_x}{x} = 0.035\%$$

例 0-11　已知 $x = 56.7$，$y = \ln x$，求 y.

解　因直接测量值 x 没有标明不确定度，故在直接测量值的最后一位数上取 1 作为不确定度，即 $\Delta_x \approx 0.1$（至少估计值）. $\Delta_y = \dfrac{1}{x}\Delta_x = \dfrac{0.1}{56.7} \approx 0.002$，说明 y 的不确定度位在千分位上，故 $y = \ln 56.7 = 4.038$.

例 0-12　$x = 9°24'$，求 $y = \cos x$.

解　取 $\Delta_x \approx 1' \approx 0.00029$，得 $\Delta_y = \sin x \Delta_x = 0.0000457 \approx 0.00005$，结果

$$y = \cos 9°24' = 0.98657$$

二、实验数据的记录与处理

实验的结果，不但与测量方法的选择、所用仪器的精度、操作的熟练程度和实验时的细心程度有关，而且还与实验数据的记录有关. 原始数据必须填写在预先绘制的表格中，不得随意涂改原始数据.

实验中所得的大量数据，需要进行整理、分析和计算，并从中得到最后的实验结果和寻找实验的规律，这个过程叫实验数据的处理. 实验数据的处理方法很多，常用的方法有三种，即列表法处理实验数据、图示法处理实验数据、根据实验数据求出经验方程. 现分别介绍如下：

1. 列表法处理实验数据

(1) 数据列表可以简单而明确地表示各量之间的关系，便于检查和及时发现问题，有助于找出有关量之间的规律，求出经验公式.

(2) 列表时要简明. 要交代清楚表中各符号的意义，并写明单位. 表中的数据要正确反映测量结果的有效数字，如为间接测量，还应简要列出公式.

2. 图示法处理实验数据

在处理测量结果时，还常用图示法. 图示法是将测量的数据标在坐标纸上，形成一组数据点，再把这些点连成光滑的曲线. 其优点是能把测量量之间的关系简明地表示出来，并可从曲线中直接求出待测量. 它在医学研究中常被使用. 作曲线时，应注意：

(1) 作图时要用坐标纸；

(2) 坐标纸的大小及坐标轴的比例，应根据所测得数据的有效数字和结果的需要来确定. 坐标轴末端要标明所示量的名称和单位；

(3) 每个实验点要用符号在坐标纸上明确表示出来，常用的符号为"×"、"+"、"·"等，其中心与实验点相对应；

(4) 曲线不必通过所有点，但要求曲线两侧点的个数近似相等，点到曲线的距离也近似相等.

例 0-13 用伏安法测电阻数据如表 0-2 所示.

表 0-2 伏安法测电阻电流电压数据

U/V	1.00	2.00	3.00	4.00	5.00	6.00	7.00	8.00	9.00	10.00
I/mA	2.00	4.01	6.05	7.85	9.70	11.83	13.75	16.02	17.86	19.94

直角坐标纸作图示于图 0-6.

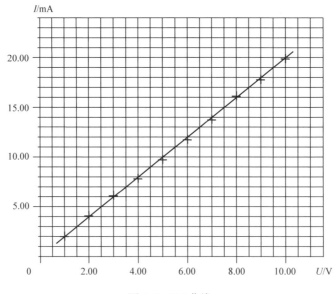

图 0-6　U-I 曲线

3. 根据实验数据求出经验方程

把实验结果列成表或绘成图固然可以表示物理规律(物理量之间的关系)，但图、表往往没有用函数表示来的明确和方便，而且函数式在微分、积分上均可给予莫大的帮助. 所以，我们希望从实验数据求出经验方程，这也称为方程的回归问题. 用回归法处理实验数据的优点，还在于理论严格. 在函数形式确定后，结果是唯一的，不会因人而异. 如果用作图法处理同样的数据，即使肯定是线性的，不同的工作者给出的直线也会不同，这是作图法不如回归法的地方.

获得经验方程的一般步骤是，首先确定函数形式，然后用实验数据确定经验方程中的待定常数.

函数形式的确定，一般是根据理论的推断或将实验数据绘成图后，从图的变化趋势推测出来. 如果推断物理量 y 和 x 之间的关系是线性的，则把函数形式写成

$$y = ax + b$$

如果推断是指数关系，则写成

$$y = ae^{bx} + c$$

如果函数关系不清楚，常用多项式来表示，即

$$y = a_0 + a_1x + a_2x^2 + a_3x^3 + \cdots + a_nx^n$$

以上各式中 a，b，c，a_0，a_1，a_2，$\cdots$，a_n 均为常数.

有了经验方程，就可用实验数据确定经验方程的待定常数.

在普通物理实验中，我们讨论的仅限于一元线性回归问题.

经验方程中常数项的求法有很多种，主要是根据简便或所需的准确度来选择. 最常用的有直线图解法、选点法、平均法和最小二乘法. 下面仅介绍用最小二乘法求经验方程中的待定常数.

假设我们要建立变量 x 与 y(如欧姆定律中的电流强度与电压)的关系. 先作适当次(如 n 次)测量，将结果列成表，如表 0-3 所示.

表 0-3　变量 x 与 y 数据表

x	x_1	x_2	x_3	$\cdots$	x_n
y	y_1	y_2	y_3	$\cdots$	y_n

将 x 与 y 看作平面上的直角坐标，若在 y 与 x 之间存在线性关系，即 y 是由公式

$$y = ax + b \tag{0-11}$$

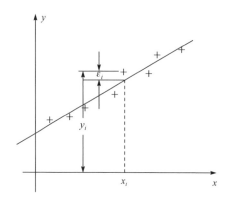

图 0-7　推导经验公式示意图

所表示的 x 的线性函数, 因自变量只有 x 一个, 故称为一元线性回归. 其中 a 与 b 是待定常数. 上式还可化为

$$ax + b - y = 0 \tag{0-12}$$

但实际上点 (x, y) 仅近似在直线上, 如图 0-7 所示, 故上述公式亦近似成立. 如果将上列表中取的 $x_1, y_1, x_2, y_2, \cdots, x_n, y_n$ 代入 $(0-12)$ 式中可得方程组

$$\begin{cases} ax_1 + b - y_1 = \varepsilon_1 \\ ax_2 + b - y_2 = \varepsilon_2 \\ \cdots\cdots \\ ax_n + b - y_n = \varepsilon_n \end{cases} \tag{0-13}$$

我们的目的是要求 a、b 的值. 显然, 比较合理的 a 和 b 是使 ε_1, ε_2, $\cdots$, ε_n 的数值都比较小, 实际上每次测量的误差都不一样, 而且符号也不同, 所以只能要求总的误差为最小, 即误差的平方和 $\left(\sum\limits_{i=1}^{n} \varepsilon_i^2\right)$ 为最小. 这一结果可由高斯定理导出, 该方法就是最小二乘法. 现介绍如下:

将方程组 $(0-13)$ 各式平方后相加得

$$(ax_1 + b - y_1)^2 + (ax_2 + b - y_2)^2 + \cdots + (ax_n + b - y_n)^2 = \varepsilon_1^2 + \varepsilon_2^2 + \cdots + \varepsilon_n^2 = \sum_{i=1}^{n} \varepsilon_i^2$$

若令 $s = \sum\limits_{i=1}^{n} \varepsilon_i^2$ 且令 $\dfrac{\partial s}{\partial a} = 0$, $\dfrac{\partial s}{\partial b} = 0$, 则得

$$\begin{cases} x_1(ax_1 + b - y_1) + x_2(ax_2 + b - y_2) + \cdots + x_n(ax_n + b - y_n) = 0 \\ (ax_1 + b - y_1) + (ax_2 + b - y_2) + \cdots + (ax_n + b - y_n) = 0 \end{cases}$$

整理后可得含 a 与 b 两未知量的方程组

$$\begin{cases} a(x_1^2 + x_2^2 + \cdots + x_n^2) + b(x_1 + x_2 + \cdots + x_n) = x_1 y_1 + x_2 y_2 + \cdots + x_n y_n \\ a(x_1 + x_2 + \cdots + x_n) + nb = y_1 + y_2 + \cdots + y_n \end{cases}$$

$$\begin{cases} a\sum\limits_{i=1}^{n} x_i^2 + b\sum\limits_{i=1}^{n} x_i = \sum\limits_{i=1}^{n} x_i y_i \\ a\sum\limits_{i=1}^{n} x_i + nb = \sum\limits_{i=1}^{n} y_i \end{cases} \tag{0-14}$$

解得

$$a = \frac{n\sum\limits_{i=1}^{n}x_iy_i - \sum\limits_{i=1}^{n}x_i \cdot \sum\limits_{i=1}^{n}y_i}{n\sum\limits_{i=1}^{n}x_i^2 - \left(\sum\limits_{i=1}^{n}x_i\right)^2}, \qquad b = \frac{\sum\limits_{i=1}^{n}x_i^2 \cdot \sum\limits_{i=1}^{n}y_i - \sum\limits_{i=1}^{n}x_i \cdot \sum\limits_{i=1}^{n}x_iy_i}{n\sum\limits_{i=1}^{n}x_i^2 - \left(\sum\limits_{i=1}^{n}x_i\right)^2}$$

这就是所谓的最小二乘法标准方程组的最后形式，由此求出 a 与 b，然后再把它们代入(0-11)式中，即得到经验方程.

由于多数函数均可通过坐标转换，转变为一元线性函数. 例如，函数形式为

$$y = Ax^B$$

两边取对数得

$$\ln y = \ln A + B\ln x$$

令 $\ln y = y'$，$\ln A = b$，$B = a$，$\ln x = x'$，得

$$y' = ax' + b$$

这样就转变成(用新变量表示的)一元线性回归问题了.

同理，函数 $y = AB^x$ 可转变为 $\ln y = \ln A + x\ln B$；

函数 $y = Ae^{mx}$ 可转变为 $\ln y = \ln A + mx$；

函数 $y = \dfrac{x}{A + Bx}$ 可转变为 $\dfrac{1}{y} = \dfrac{A}{x} + B$ 等.

这样，所给的函数均可转化成(用新变量表示的)一元线性回归问题了. 因此，一元线性回归应用最广.

对于一组实验数据，通过线性回归所得的方程是否合理，在待定常数确定后，还需要计算一下相关系数 r. 对于一元线性回归，r 的定义为

$$r = \frac{\overline{xy} - \overline{x}\,\overline{y}}{\sqrt{(\overline{x^2} - \overline{x}^2)(\overline{y^2} - \overline{y}^2)}}$$

式中，

$$\overline{x} = \frac{\sum\limits_{i=1}^{n}x_i}{n}, \qquad \overline{y} = \frac{\sum\limits_{i=1}^{n}y_i}{n}, \qquad \overline{xy} = \frac{\sum\limits_{i=1}^{n}x_iy_i}{n}$$

$$\overline{x^2} = \frac{\sum\limits_{i=1}^{n}x_i^2}{n}, \qquad \overline{y^2} = \frac{\sum\limits_{i=1}^{n}y_i^2}{n}, \qquad \overline{x}^2 = \left(\frac{\sum\limits_{i=1}^{n}x_i}{n}\right)^2, \qquad \overline{y}^2 = \left(\frac{\sum\limits_{i=1}^{n}y_i}{n}\right)^2$$

$|r|$ 的值通常在 $0\sim1$. $|r|$ 的值越接近 1，说明实验数据越密集在求得的直线近旁，用线性回归比较合理. 相反，如果 $|r|$ 值小于 1，而接近 0，则说明实验的数据对求得的直线很分散，即表示用线性回归不妥，必须用其他函数重新试探(详见"回归分析"有关书籍).

例 0-14 用光电比色计测定 $CuSO_4$ 溶液浓度时，量 x(浓度)与 y(消光度)的测量值与运算结果列成表 0-4.

表 0-4 浓度与消光度数据表

次数	x_i	y_i	x_i^2	$x_i y_i$
1	0.200	0.048	0.0400	0.0096
2	0.400	0.090	0.1600	0.0360
3	0.600	0.140	0.3600	0.0840
4	0.800	0.174	0.6400	0.1392
$\sum$	2.000	0.452	1.2000	0.2688

将表中 $\sum x_i$、$\sum y_i$、$\sum x_i^2$、$\sum x_i y_i$ 的值代入方程组得

$$\begin{cases} 1.2000a + 2.000b = 0.2688 \\ 2.000a + 4b = 0.452 \end{cases}$$

解得

$$a = 0.214, \qquad b = 0.006$$

将 a、b 代入经验公式 $y = ax + b$，得

$$y = 0.214x + 0.006$$

三、用 Excel 软件进行实验数据处理

Excel 是一个功能较强的电子表格软件，可帮助我们处理数据、分析数据、绘制图表. Excel 软件操作便捷，用于实验数据的处理非常方便. 下面简单介绍其在实验数据处理中的一些基本方法.

1. 启动 Excel

单击"开始"按钮，选择"程序". 在"程序"菜单上单击 Microsoft Excel. 启动 Excel 成功后，Excel 的应用窗口的界面便出现在屏幕上，如图 0-8 所示.

2. 工作表、工作簿、单元格、表格区域等概念

(1) 工作表. 启动 Excel 后，系统将打开一个空白的工作表. 工作表有 256 列，

用字母 A，B，C，…命名；有 65536 行，用数字 1，2，3，…命名.

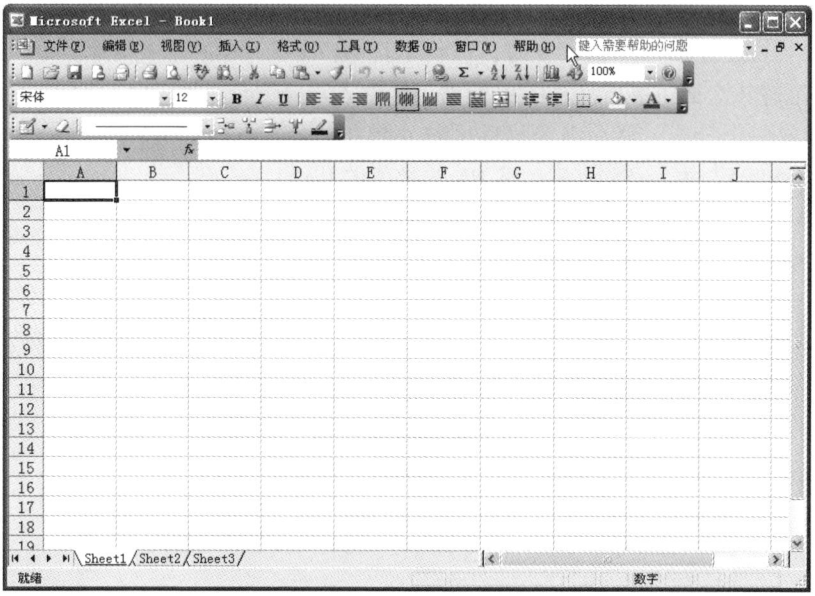

图 0-8　Excel 的应用窗口界面

(2) 工作簿. 一个 Excel 文件称为一个工作簿，一个新工作簿最初有 3 个工作表，标识为 Sheet1、Sheet2、Sheet3，若标签为白色即为当前工作表，单击其他标签即可成为当前工作表.

(3) 单元格. 工作表中行与列交叉的小方格称为单元格，Excel 中的单元格地址来自于它所在的行和列的地址，如第 C 列和第 3 行的交叉处是单元格 C3，单元格地址称为单元格引用. 单击一个单元格就使它变为活动单元格(即当前单元格)，它是输入以及编辑数据和公式的地方.

(4) 表格区域. 表格区域是指工作表中的若干个单元格组成的矩形块.

指定区域：用表格区域矩形块中的左上角和右下角的单元格坐标来表示，中间用 "：" 隔开. 例如，A3：E6 为相对区域，A3：E6 为绝对区域，$A3：$E6 或 A$3：E$6 为混合区域.

3. 工作表中内容的输入

(1) 输入文本. 文本可以是数字、空格和非数字字符的组合，如 1234、12ab、中国等，单击需输入的单元格，输入后，按←、→、↑、↓或回车键来结束.

(2) 输入数字. 在 Excel 中数字只可为下列字符：

$$0123456789，+，-，(\ )，/ \%，E$$

输入负数：在数字前冠以减号"−"，或将其置于括号中.

输入分数：需要先输入"0"再敲空格键，然后输入分数，如键入 0 1/2.

数字长度超出单元格宽度时，以科学记数(7.89E+08)的形式表示.

(3) 输入公式. 单击活动的单元格，先输入等号"="，表示此时对单元格的输入内容是一个公式，然后在等号后面输入具体的公式内容即可. 例如，

"=55+B5"表示 55 和单元格 B5 的数值的和；

"=4*B5"表示 4 乘单元格 B5 的数值的积；

"=B4+B5"表示单元格 B4 和 B5 的数值的和；

"=SUM(A1：A6)"表示区域 A1 到 A6 所有数值的求和.

(4) 输入函数. Excel 包含许多预定义的或称内置的公式，它们称为函数. 在常用的工具栏中点击 f_x，打开对话框(图 0-9)选择函数进行简单的计算，或将函数组合后进行复杂的运算；还可以在单元格里直接输入函数进行计算. 在实验中用其进行数据处理非常方便，现介绍一部分函数以供参考.

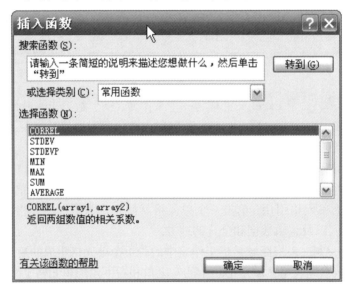

图 0-9 插入函数对话框

- 求和函数 SUM

功能：返回参数表中所有参数的和.

例如，"=SUM(B1，B2，B3)"或"=SUM(B1：B3)"，求 B1、B2、B3 的和.

- 求平均函数 AVERAGE

功能：返回参数表中所有参数的平均值.

例如，"=AVERAGE(B1：B3)"，求 B1、B2、B3 的平均值.

- 求最大值函数 MAX

功能：返回一组参数中的最大值.

例如，"=MAX(B1：B3)"，求 B1、B2、B3 中的最大值.

- 求最小值函数 MIN

功能：返回一组参数中的最小值.

例如，"=MIN(B1：B3)"，求 B1、B2、B3 中的最小值.

- 求标准偏差 STDEV

功能：估算基于给定样本的标准偏差 S.

例如，"=STDEV(B1：B5)"，求 B1、B2、B3、B4、B5 的标准偏差 S.

- 计数函数 COUNT

功能：计算参数表中的数字参数和包含数字的单元格的个数.

- t 分布函数 TINV

功能：返回给定自由度和双尾概率的 t 分布的区间点.

- 直线方程的斜率函数 SLOPE

功能：返回经过给定数据点的线性回归拟合直线方程的斜率.

- 直线方程的截距函数 INTERCEPT

功能：返回线性回归拟合直线方程的截距.

- 直线方程的预测值函数 FORECAST

功能：通过一条线性回归拟合直线返回一个预测值.

- 取整函数 INT

功能：将数值向下取整为最接近的整数.

- 近似函数

ROUND，按指定的位数对数值四舍五入.

ROUNDDOWN，按指定的位数向下舍去数字.

ROUNDUP，按指定的位数向上舍入数字.

- 部分数学函数

SIN(正弦)，COS(余弦)，TAN(正切)，SQRT(平方根)，POWER(乘幂)，LN(自然对数)，LOG10(常用对数)，EXP(e 的乘幂)，DEGREES(弧度转角度)，RADIANS(角度转弧度)，PI(π值)，MINVERSE(逆矩阵 $K \rightarrow K^{-1}$)，MMULT(两矩阵的乘积)

函数的输入方法：

(1) 单击将要在其中输入公式的单元格；

(2) 单击工具栏中 f_x，或由菜单栏"插入"中的" f_x 函数(F)…"进入；

(3) 在弹出的"粘贴函数"对话框中选择需要的函数；

(4) 单击"确定"，在弹出的函数对话框中按要求输入内容；

(5) 单击"确定"得到运算结果.

4. 图表功能

Excel 的图表功能为实验数据的作图、拟合直线、拟合曲线、拟合方程以及求相关系数等带来了极大的方便. 其操作步骤如下:

(1) 选定数据表中包含所需数据的所有单元格.

(2) 单击工具栏中的 📊,或单击菜单栏中的"插入(I)",选定"📊 图表(H)…"栏,进入"图表向导-4 步骤之 1-图表类型"的对话框(图 0-10),选出希望得到的图表类型,如"XY 散点图",再单击"下一步"按其要求完成本对话框内容的输入,最后单击"完成",便可得到图表.

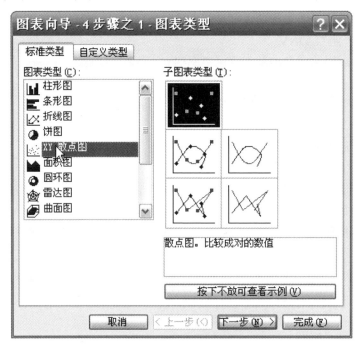

图 0-10   图表类型对话框

(3) 选中图表,单击"图表"主菜单,单击"添加趋势线"命令.

(4) 单击"类型"标签,选择"线性"等类型中的一个.

(5) 单击"类型"标签,可选中"显示公式""显示 R 平方值"等复选框,再单击"确定"便可得到拟合直线或曲线、拟合方程和相关系数 R 平方的数值.

5. 线性回归分析

线性回归法处理实验数据是实验数据处理中的重要方法之一,但其计算工作量较大,而在 Excel 中很容易实现线性回归分析. 由 Excel 的窗口界面菜单中的"工具"栏进入"数据分析(D)…"(如果没有"数据分析(D)…",则在"工具"栏菜单中,单击"加载宏"命令,选中"分析工具库"复选框);在弹出的对话框中选中"回归",即进入"回归"的对话框(图 0-11). 在"回归"的对话框中输入 X、Y 值数据所在的单元格区域,以及输出区域的位置和其他的一些选项后单击"确定"就可完成线性回归分析的计算工作.

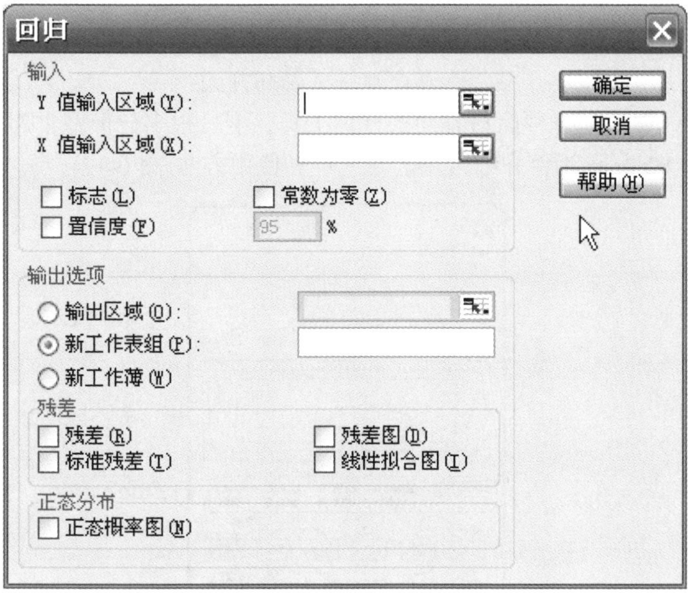

图 0-11　回归对话框

Excel 的数据处理功能非常强大,以上只介绍了其中很少的一部分功能,以便在实验数据处理中提供方便.

【思考题】

(1) 指出下列各量是几位有效数字:
$$9.8,\ 1.0070,\ 0.3010,\ 9.400\times10^4$$

(2) 改正:

① $L=(5.600\pm0.2)\mathrm{cm}$;

② $2.8\mathrm{g}=2800\mathrm{mg}$;

③ $D=(10.625\pm0.257)\mathrm{cm}$.

(3) 按有效数字运算法则计算下列各式:

① $98.35+1.065=$＿＿＿＿＿＿;

② 4.862×6.3×0.002=_____ ;

③ 0.003/1000=_____ ;

④ $\dfrac{12.65-8.75}{13.50-8.75}=$ _____.

(4) 一个铅圆柱体，测得直径 $d=(2.04\pm0.01)\text{cm}$ ，高度 $h=(4.12\pm0.01)\text{cm}$ ，质量 $m=(149.18\pm0.05)\text{g}$. 求铅密度 ρ ，用不确定度评定测量结果.

【附录】

袖珍型计算器的使用

袖珍型计算器是一种简易方便的计算工具，型号很多，但基本用法类似，现以 CASIOfx-82super 为例介绍常用的功能键和使用方法(图 0-12).

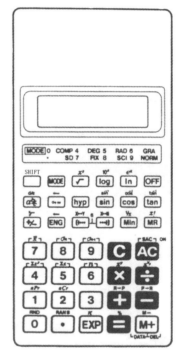

图 0-12　计算器面板

(1) 开关键：按[AC]键，打开电源，按[OFF]键关闭电源，开机后数码显示"0"字.

(2) 清"0"键[AC]：按[AC]键后，数码管上的数字全部清为零.

(3) 各种状态：使用计算器时，可配合计算需要，选用各种状态(表 0-5).

表 0-5　计算器各种状态

应用	键操作	状态名
标准偏差计算	[MODE] [·]	SD
普通计算	[MODE] [0]	COMP
以度为角度单位的计算	[MODE] [4]	DEG
以弧度为角度单位的计算	[MODE] [5]	RAD
以梯度为角度单位的计算	[MODE] [6]	GRA
小数位数设定	[MODE] [7]	FIX
有效位数设定	[MODE] [8]	SCI
取消小数位数与有效位数设定	[MODE] [9]	NORM

注: *指示符在显示幕中显示, 表示现在设定的状态; 无指示符显示时表示 COMP 状态.

(4) 错误信息 "E": 当使用功能键错误或计算错误时, 显示屏上呈现错误信息, 溢出符号 "E".

(5) 第一功能键: 开机后直接按键盘上 "+" "–" "×" "÷" 等符号或数字键时, 即能作一般运算. 该机按先乘除后加减的法则运算, 有些机器则不同, 按一般代数式先后次序运算.

1) 四则运算

7×8–4×5=7[×]8[–]4[×]5[=], 显示 36.

2) 平方和立方运算

1.7^2=1.7[×][×][=], 显示 2.89;

1.7^3=1.7[SHIFT][x^y]3[=]显示 4.913.

3) 分数运算

$$4\frac{5}{6}\times\left(3\frac{1}{4}+1\frac{2}{3}\right)\div7\frac{8}{9}$$

$$=4\left[\frac{\text{a b}}{\text{c}}\right]5\left[\frac{\text{a b}}{\text{c}}\right]6[\times][((\cdots)3\left[\frac{\text{a b}}{\text{c}}\right]1\left[\frac{\text{a b}}{\text{c}}\right]4[+]1\left[\frac{\text{a b}}{\text{c}}\right]2\left[\frac{\text{a b}}{\text{c}}\right]3[\cdots))]$$

$$[\div]7\left[\frac{\text{a b}}{\text{c}}\right]8\left[\frac{\text{a b}}{\text{c}}\right]9[=]$$

显示 3⏌ 7⏌ 568, 按 $\left[\frac{\text{a b}}{\text{c}}\right]$, 显示 3.012323944.

4) 对数运算

log1.23=1.23[log], 显示 0.089905111;

ln 90=90[ln], 显示 4.49980967.

5) 三角函数的运算

计算三角函数时, 所用角度单位有弧度、度数、梯度三种.

用弧度单位时三角函数的计算, 按[MODE][5], 显示 RAD, 可作有关弧度方面的三角函数的运算, 如求 $\sin\dfrac{\pi}{6}$ 的值:

[π][÷]6[=], 显示 0.523598775;

按[sin], 显示 0.5.

用度数单位时三角函数的计算: 按[MODE][4], 显示 DEG.

如求 cos63°52′41″: 按 63[°′″]52[°′″]41[°′″], 显示 63.87805556;

按[cos], 显示 0.440283084.

用梯度单位时三角函数的计算:按[MODE][6],显示 GRA(一圆周为 400 梯度).

(6) 转换功能键[SHIFT]可用黄色的各种功能键, 如 10^x、$\cos^{-1}$ 等.

如求 $\sin^{-1}\dfrac{1}{2}$, 在 DEG 状态下, 再按 $\dfrac{1}{2}$, 再按[SHIFT][$\sin^{-1}$], 显示 30.

(7) 统计计算功能键[SD]: 按[MODE] [·]显示 SD, 即可用蓝色标记的各种功能键, 如 $\sum x$、$\bar{x}$ 等.

(刘东华)

第1章 基础物理实验

实验1 物体的长度及密度测量

一、物体长度的测量

实验1视频资料

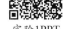

实验1PPT

【实验目的】

(1) 了解游标卡尺、螺旋测微计的构造原理，并学会正确地使用.

(2) 熟悉误差理论和有效数字的知识.

(3) 掌握正确地记录实验数据，正确地表示测量结果和测量值的不确定度的方法.

【实验原理】

1. 游标原理

游标上 n 个分度的总长与主尺上 $(n-1)$ 个分度的总长相等(图 1-1). 设 a 表示主尺上最小分度的长度，则每个游标分度的实际长度 b 为

$$b = \frac{(n-1)a}{n} \tag{1-1}$$

这样主尺最小分度与游标分度之差为

$$\Delta X = a - b = a - \frac{(n-1) \cdot a}{n} = \frac{a}{n} \tag{1-2}$$

ΔX 也被称为游标卡尺的精确度.

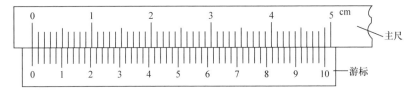

图 1-1 游标长度特征图

例如，精确度为 0.02mm 的游标卡尺，主尺上 49mm 与游标上 50 格相当. 游标上每格长度

$$b = \frac{49}{50}a = \frac{49}{50} = 0.98\text{(mm)}$$

游标尺的精确度

$$\Delta x = a - b = 1 - \frac{49}{50} = \frac{1}{50} = 0.02\text{(mm)}$$

即游标上每一小格代表 0.98mm.

读数方法：当测量大于 1mm 的长度时，应先从游标尺 "0" 线在主尺上的位置读出毫米的整数位，再从游标上读出毫米的小数位. 如图 1-2 所示，读数为

$$l = ka + n\Delta X = 21 \times 1\text{mm} + 22 \times 0.02\text{mm} = 21.44\text{mm} = 2.144\text{cm}$$

上式 k 是游标 "0" 线所在处主尺上刻度的整毫米数，a 为 1mm，n 为游标的第 n 条线与主尺的某一条线重合.

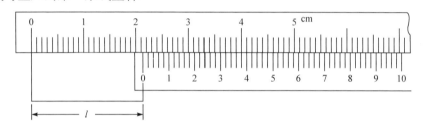

图 1-2　读数范例图

游标卡尺的结构及使用方法：游标卡尺主要由主尺和游标两部分构成，如图 1-3 所示. 游标紧贴着主尺滑动，外径钳口用来测量厚度和外径，内径钳口用来测量内径，深度尺用来测量槽的深度，固定螺钉用来固定量值读数. 使用游标卡尺时，一手拿物体，另一手握尺，轻轻把物体卡住.

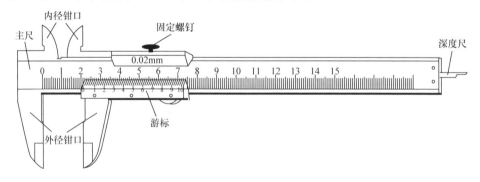

图 1-3　游标卡尺结构图

2. 螺旋测微计(机械放大原理)

在一根带有毫米刻度的测杆上，加工出高精度的螺纹，并配上与之相应的精制螺母套筒，在套筒周界上准确地等分 n 格刻度. 这样，就构成了一个螺旋测微装置. 根据螺旋推进原理，套筒每转动一周(360°)，测杆就前进或后退一个螺距 p (mm)，如图 1-4 所示，只要螺距准确相等，则按照套筒转过的角度，就可以估读出测杆端部移动的距离 ΔL，即套筒转动 $1/n$ 周，螺杆移动 p/n (mm). 例如，螺距为 0.5mm，而套筒周界等分成 50 分格，则当套筒转过 1/50 周(即转动 1 分格)时，螺杆移动距离为 0.5/50=0.01(mm). 一般这种螺旋测微装置可估读到 1/1000mm，故一般称为千分尺，这就是所谓的机械放大原理.

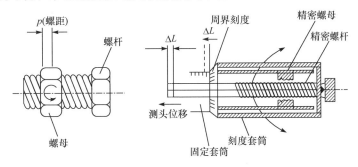

图 1-4 螺旋装置原理

千分尺读数时，从固定套管的标尺(每格 0.5mm)上，用微分筒的前沿作为读数准线，找出整格数. 0.5mm 以下的读数则以固定标尺上的横线作为圆周分度的读数准线，由螺旋柄圆周上的刻度读出，要估读一位，即读到 0.001mm 这一位上，如图 1-5 所示.

千分尺是比游标卡尺更精确的测量仪器，它的主要结构是一个微动螺旋杆(固定套筒)和一个活动套筒相连的测量轴，如图 1-6 所示. 测量物体时，将待测物放于砧台之间，轻轻转动棘轮，使两砧台与被测物体的表面刚好接触，听到"喀、喀"声就停止转动. 读数时，可以从固定标尺上读出整格数(每格 0.5mm). 0.5mm以下的读数则由螺旋柄圆周上的刻度读出，估读到 0.001mm.

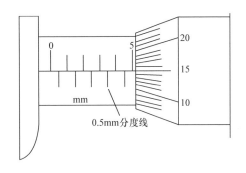

图 1-5 螺旋测微计的读数

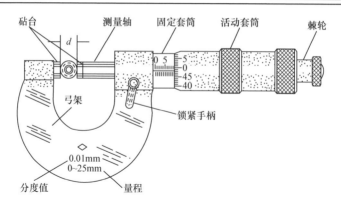

图 1-6　螺旋测微计的结构

【实验器材】

游标卡尺、螺旋测微计、长方体块、圆柱筒、粗金属丝、细金属丝.

【实验步骤】

(1) 用游标卡尺测量圆柱筒的内径、外径、高度和深度, 分别测量三次, 记录数据在表 1-1, 并计算平均值、不确定度、相对不确定度.

表 1-1　圆柱筒的内径、外径、高度和深度的测量

项目	测量次数			平均值 $\overline{X}$	不确定度 ΔX	测量结果 $X = \overline{X} \pm \Delta X$	相对不确定度 $E_r = \dfrac{\Delta X}{\overline{X}} \times 100\%$
	1	2	3				
外径 $D_外$/mm							
内径 $D_内$/mm							
高度 H/mm							
深度 h/mm							

(2) 用游标卡尺测量长方体块的长、宽和厚(高)度, 分别测量三次, 记录数据在表 1-2, 并计算平均值、不确定度、相对不确定度.

表 1-2　长方体块的长、宽和厚(高)度的测量

项目	测量次数			平均值 $\overline{X}$	不确定度 ΔX	测量结果 $X = \overline{X} \pm \Delta X$	相对不确定度 $E_r = \dfrac{\Delta X}{\overline{X}} \times 100\%$
	1	2	3				
长度 a/mm							
宽度 b/mm							

续表

项目	测量次数			平均值 $\overline{X}$	不确定度 ΔX	测量结果 $X = \overline{X} \pm \Delta X$	相对不确定度 $E_r = \dfrac{\Delta X}{\overline{X}} \times 100\%$
	1	2	3				
厚度 c/mm							
体积 V/mm³				$V \pm \Delta V =$			
体积的相对不确定度				$E_r =$			

(3) 用螺旋测微计, 测量粗、细金属丝的直径, 分别测量五次, 记录数据在表 1-3, 并计算平均值、不确定度、相对不确定度.

表 1-3　测粗、细两种金属丝的直径

项目	测量次数					平均值 $\overline{X}$	不确定度 ΔX	测量结果 $X = \overline{X} \pm \Delta X$	相对不确定度 $E_r = \dfrac{\Delta X}{\overline{X}} \times 100\%$
	1	2	3	4	5				
粗金属丝直径 $D_{粗}$/mm									
细金属丝直径 $D_{细}$/mm									

【注意事项】

(1) 检查游标 "0" 线与主尺的 "0" 线是否重合. 如不重合, 应记下零点读数, 加以修正.

(2) 当游标卡尺钳口接触被测件后, 用力的大小应正好使两钳口恰恰能接触被测件表面. 如果用力过大, 游标尺和钳口会倾斜一个角度, 这样量出的尺寸比实际尺寸小. 不要用它去量粗糙物体. 物体夹紧后, 不要在卡口挪动物体, 以防钳口磨损.

(3) 旋转螺旋测微计时, 不能旋转活动套筒, 必须旋转棘轮, 只要听到 "喀、喀" 的声音, 就停止旋转进行读数. 用完后应使两砧台之间有一个间隙, 避免热胀时损坏测微螺杆上的精密螺纹.

【思考题】

数据处理中不确定度、相对不确定度的物理意义是什么?

二、物体密度的测量

【实验目的】

(1) 了解天平的构造原理, 学习使用天平测量物体质量的正规操作方法.

(2) 熟悉测定规则形状固体密度的方法.

(3) 掌握使用比重瓶法测定液体密度的方法.

【实验原理】

1. 规则物体密度的测定

若一密度均匀、形状规则的物体,质量为 m,体积为 V,则其密度为

$$\rho = \frac{m}{V} \tag{1-3}$$

测长仪器测出其相关长度,求出其体积,代入式(1-3),即可求出该物体的密度.

2. 比重瓶法测定液体的密度

测量液体的密度时,先称出比重瓶的质量 m_0,然后将温度相同的(室温的)待测液体和纯水(标准液)分别注满比重瓶,依次称出待测液与比重瓶的质量和 m_2 以及纯水与比重瓶的质量和 m_1,得出相同体积的纯水质量 m_1-m_0 和待测液体的质量 m_2-m_0,则待测液体的密度为

$$\rho = \frac{m_2 - m_0}{\left(\dfrac{m_1 - m_0}{\rho_0}\right)} = \frac{m_2 - m_0}{m_1 - m_0} \cdot \rho_0 \tag{1-4}$$

其中,ρ_0 为同温度纯水的密度.

3. 比重瓶法测量小块固体的密度

该方法主要用于测量不规则、不溶于水的小块固体(能够放入瓶内且不与瓶内液体起化学反应)的密度 ρ.

本实验中,首先用天平称出空比重瓶(干燥、塞上瓶塞)的质量 m_0,然后将小块固体(m)放入空比重瓶内,称出其质量 m_1.将纯水注满比重瓶,塞上瓶塞,将溢出的水擦拭干净(瓶内不能有气泡),用天平称量其质量 m_2.最后将比重瓶中的小块固体倒出,重新用纯水将比重瓶注满,塞上瓶塞,将溢出的水擦拭干净(瓶内不能有气泡),用天平称量其质量 m_3.得到小块固体的质量为

$$m = m_2 - m_1 \tag{1-5}$$

小块固体的体积为

$$V = \frac{(m_3 - m_0) - (m_2 - m_1)}{\rho_0} \tag{1-6}$$

所以，小块固体的密度为

$$\rho = \frac{m_1 - m_0}{(m_3 - m_0) - (m_2 - m_1)}\rho_0 \tag{1-7}$$

其中，ρ_0 为同温度时纯水的密度.

【实验器材】

物理天平、待测柱体、钢球、比重瓶、待测液体(乙醇或其他)、蒸馏水、烧杯、移液管、纱布等.

1. 比重瓶

比重瓶是用玻璃制成的固定容积的容器，适用于测量液体的比重，也适用于测定小块固体的比重，如图 1-7 所示. 比重瓶的瓶塞与瓶口密合，二者是经研磨而相配的，瓶塞上有毛细管. 将液体注满比重瓶，塞紧瓶塞后，多余的液体会顺着毛细管流出，这样瓶内盛有的液体体积就是固定的.

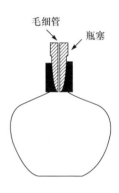

图 1-7　比重瓶

2. 物理天平

1) 物理天平的结构

物理天平的结构如图 1-8 所示. 它的主要部分是横梁 BB′及梁上的三个玛瑙或钢制的刀口：分别在两边吊耳的内侧(刀口向上)和横梁的正中间(刀口向下)，由中柱上的刀承支起，两侧的刀口 b、b′上挂吊耳，吊耳下边悬挂秤盘 P、P′，3 个刀口在同一平面上，且保持等臂，即天平是等臂杠杆. 中柱下方的制动螺旋 K，用以升降横梁. 当顺时针转动 K 时，中柱升高的刀承将横梁从制动架上托起，天平的横梁即可灵活地摆动起来，此时可进行称量；逆时针转动 K 时横梁下降并由制动架托住，中间的刀口和刀承分离，两侧的刀口也由于秤盘落在底座上而减去负荷，保护刀口以减少磨损.

2) 物理天平的主要技术参数

(1) 最大称量(最大载荷)：最大称量是指天平允许称量的最大质量.

(2) 分度值与灵敏度：分度值(旧称感量)是天平平衡时，为使天平指针从标度尺的平衡位置偏转一个分度，在一盘中所需添加的最小质量. 分度值的倒数即为灵敏度.

物理天平最大的负载量是 200～500g，灵敏度约为分格/10mg，或感量 10mg/分格.

3) 物理天平的正确操作规程

实验过程中，必须严格遵守如下的操作规程，正确使用天平.

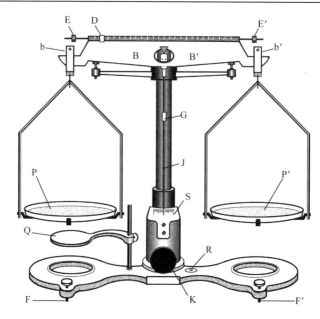

图 1-8　物理天平的结构

F、F′. 底脚螺丝；R. 水平仪气泡；D. 游码；K. 制动螺旋；BB′. 横梁；J. 指针；S. 刻度盘；E、E′. 平衡调节螺
　　丝；G. 感量调节器；P、P′. 托盘；Q. 暂时放置待测物体；b、b′. 刀口

(1) 了解所用天平的技术参数.

(2) 底板调平：转动底脚螺丝 F、F′，使底板上的水平仪气泡 R 位于中央处.

(3) 调整零点：天平空载时，先将游码 D 置于横梁左端的零刻度线处. 调节制动螺旋 K，启动天平，即升起横梁 BB′，观察指针 J 的摆动情况. 如果指针在刻度盘 S 两边的摆动幅度相同或相差不到一个分格，即可认为天平达到平衡状态，否则调节两侧的平衡调节螺丝 E、E′使之达到平衡状态. G 为天平的感量调节器. 其位置与天平的重心位置有关，在天平的使用过程中不允许调节；万一有变动，则需要重新调节. 在调整天平的过程中，必须将横梁 BB′落下，以免损伤刀口.

(4) 实际称量时，先估计一下被测物的质量，然后将待测物置于左盘 P，砝码置于右盘 P′，待测物体和砝码要尽量置于称盘的中心处(托盘 Q 可用于暂时放置待测物体). 从重到轻，依次增减砝码(配合游码)，使天平达到平衡状态，此时砝码与游码之和即为待测物的质量.

(5) 制动天平后，记录读数. 把待测物体从 P 盘中取出，砝码放回砝码盒，游码归回零位，称盘摘离刀口 b、b′，将天平复原.

4) 使用天平时应注意的问题

为保护天平，在使用过程中，需注意以下几点：

(1) 天平的负载不得超过其称量，以免损坏刀口和压弯横梁.

(2) 在调节天平、取放物体、取放砝码以及不用天平时，都必须将天平制动，以免损坏刀口. 只有在判断天平是否平衡时才须将天平启动. 天平启动、制动时动作要轻，制动时最好在天平指针接近标尺中心刻度时进行.

(3) 取放砝码时要使用镊子，不能直接用手拿取. 同时，天平的各部件都要注意防锈蚀. 称量完毕后，砝码必须放回盒内固定位置，不得随意乱放.

(4) 实验结束，检查天平的横梁是否落下，横梁和吊耳的位置是否正常，砝码是否按顺序摆好.

【实验步骤】

1. 测量铝柱的密度

(1) 按照正规的操作方法调整好天平.

(2) 使用天平测量铝柱的质量 5 次，将数据填入表 1-4 中.

(3) 用游标卡尺测量铝柱的直径和高度各 5 次，将数据填入表 1-4 中.

表 1-4　测量柱体的密度

测量次数	高度 H/cm	直径 D/cm	质量 m/g	密度 ρ/(g/cm³)
1				
2				
3				
4				
5				
平均值				
绝对误差				
相对误差				
结果表示				

铝柱密度：$\bar{\rho} = \dfrac{\bar{m}}{\frac{1}{4}\pi \bar{D}^2 \bar{H}} = \dfrac{4\bar{m}}{\pi \bar{D}^2 \bar{H}}$，$\Delta\rho = \left(\dfrac{\Delta m}{\bar{m}} + 2\dfrac{\Delta D}{\bar{D}} + \dfrac{\Delta H}{\bar{H}}\right) \cdot \bar{\rho}$.

(4) 用有效数字处理数据. 由式(1-3)，求出铝柱的密度，并求出其绝对误差和相对误差，写出铝柱密度的结果表示.

2. 测定乙醇的密度

(1) 洗净、烘干比重瓶(注意瓶内外都要干燥),称量其质量 m_0.

(2) 将酒精注满比重瓶,称量比重瓶盛满酒精时的质量 m_2.

(3) 回收酒精,用纯水将比重瓶洗净,注满纯水,称出纯水和比重瓶的质量和 m_1. 将上述数据均填入表 1-5 中.

表 1-5   测量酒精的密度

测量次数	m_0/g	m_2/g	m_1/g	酒精的密度ρ/(kg/m³)
1				
2				
3				
4				
5				
平均值				
绝对误差				
相对误差				
结果表示				

酒精密度: $\bar{\rho} = \dfrac{\bar{m}_2 - \bar{m}_0}{\bar{m}_1 - \bar{m}_0} \cdot \rho_0 = $ _____ , $\Delta\rho = \left(\dfrac{\Delta m}{\bar{m}} + 2\dfrac{\Delta D}{\bar{D}} + \dfrac{\Delta H}{\bar{H}} \right) \cdot \bar{\rho} = $

_____ .

铅粒密度: $\rho = \dfrac{m_1 - m_0}{(m_3 - m_0) - (m_2 - m_1)} \rho_0 = $ _____ .

(4) 记录室温温度 T. 由表 1-6,查出该温度下纯水的密度 ρ_0.

表 1-6   水的密度与温度的关系

温度/℃	密度/(kg/m³)	温度/℃	密度/(kg/m³)	温度/℃	密度/(kg/m³)	温度/℃	密度/(kg/m³)
0	999.867	7	999.929	14	999.271	21	998.017
1	999.926	8	999.876	15	999.126	22	997.795
2	999.968	9	999.808	16	998.969	23	997.563
3	999.992	10	999.727	17	998.800	24	997.321
4	1000.000	11	999.632	18	998.621	25	997.069
5	999.992	12	999.524	19	998.430	26	996.808
6	999.968	13	999.404	20	998.229	27	996.538

续表

温度/℃	密度/(kg/m³)	温度/℃	密度/(kg/m³)	温度/℃	密度/(kg/m³)	温度/℃	密度/(kg/m³)
28	996.258	35	994.058	42	991.467	49	988.518
29	995.969	36	993.771	43	991.066	50	988.070
30	995.672	37	993.365	44	990.658	60	983.237
31	995.366	38	992.993	45	990.244	70	977.808
32	995.051	39	992.622	46	989.822	80	971.831
33	994.728	40	992.244	47	989.395	90	965.344
34	994.397	41	991.858	48	988.960	100	958.375

(5) 由公式(1-7)，算出酒精密度的平均值.

3. 小块固体密度的测定

(1) 取干净的铅粒若干. 用天平称出空比重瓶(干燥、塞上瓶塞)的质量 m_0，然后将小块固体(m)放入空比重瓶内，称出其质量 m_1.

(2) 将纯水注满比重瓶，塞上瓶塞，将溢出的水擦拭干净(瓶内不能有气泡)，用天平称量其质量 m_2.

(3) 将比重瓶中的小块固体倒出，重新用纯水将比重瓶注满，塞上瓶塞，将溢出的水擦拭干净(瓶内不能有气泡)，用天平称量其质量 m_3.

(4) 由公式(1-7)，算出铅粒的密度 ρ.

【注意事项】

(1) 称量前，请认真调试天平，保证天平在空载时处于平衡状态，否则测量无效.

(2) 天平的砝码及各部分都要防锈、防蚀，高温物体、液体及腐蚀性化学药品等不得直接放在秤盘中称量.

(3) 砝码用后要立即放回砝码盒内，以免受损或丢失.

(4) 每次称量完毕都要重新检查天平的空载状态，保证测量的正常进行.

(5) 称量时如天平发生故障，请指导教师检修.

【思考题】

(1) 使用物理天平应注意哪些问题? 怎样操作天平才能使质量的称量迅速而准确?

(2) 用比重瓶法测定液体密度时，有哪些原因可能会引起误差？

(3) 如何测定乙醇和水混合液中乙醇的含量？请写出具体的实验步骤？

(罗明艳)

实验 2　万用表的原理及使用方法

【实验目的】

实验2视频资料

(1) 了解万用表的基本原理.

(2) 掌握用数字万用表测量电阻，交、直流电压，直流电流的方法.

【实验原理】

实验2PPT

1. 磁电式仪表

实验室常用的检流计、直流电流表、电压表及万用表绝大部分是磁电式仪表，其结构如图 2-1 所示. 在马蹄形永久磁铁 1 的两极连着两块极掌 2，极掌之间装有圆柱形软铁芯 3，使极掌与铁芯之间空隙中的磁场以圆柱轴为中心呈均匀辐射状. 在该空隙中有一个长方形线圈 4，线圈的转轴上固定着指针 5 和有弹性的游丝 6，游丝的另一端固定在支架上. 当电流通过线圈时，线圈受到电磁力矩而偏转，游丝因形变而产生反扭力矩. 当电磁力矩与反扭力矩平衡时，线圈就停止在某一偏

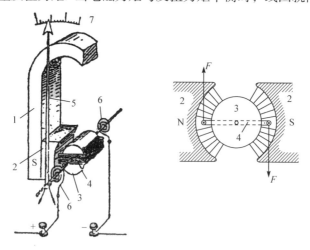

图 2-1　磁电式仪表结构图

1. 永久磁铁；2. 极掌；3. 软铁芯；4. 线圈；5. 指针；6. 游丝；7. 刻度盘

转角. 这个偏转角的大小与所流过的电流的大小成正比，偏转方向由电流方向决定. 磁电式电表的灵敏度高，刻度均匀，读数方便.

2. 万用表原理

万用表是一种可以测量直流电流、直流电压、交流电压和电阻的电表. 由于用途很广，所以有万用表之称. 万用表由一只高灵敏度的电流表(称为表头)和一些无线电元件装配而成. 现将电流挡、交直流电压挡、欧姆挡的工作原理简述如下.

1) 测直流电流

万用表所用的表头是一只高灵敏度的微安表，一般采用 $20\sim100\mu A$ 的表头，若要测量大于表头读数的电流，则需扩大其量程.

扩大量程的方法如图 2-2 所示，与表头 G 并联接一分流电阻 R，使待测的电流强度 I 分为两支，流经 R 的为 I_R，流经表头的为 I_g. 只要我们适当选择 R 的阻值，使 I_g 不超过表头允许通过的最大电流即可，图中 R_g 为表头的内阻，下面分析如何确定分流电阻 R 的阻值.

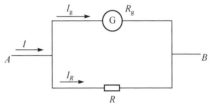

图 2-2　直流表扩大量程的电路图

根据节点电流的公式(基尔霍夫第一定律)

$$I = I_g + I_R \tag{2-1}$$

若需要测的 I 值为表头 G 所能测的 I_g 的 n 倍，那么需要 R 分的电流 I_R 为

$$I_R = I - I_g = nI_g - I_g = (n-1)I_g \tag{2-2}$$

分流电阻的阻值 R 为

$$R = \frac{I_g R_g}{I_R} = \frac{I_g R_g}{(n-1)I_g} = \frac{R_g}{n-1} \tag{2-3}$$

所以，要想使表头的量程扩大 n 倍，只需并联一个电阻值为 $R_g/(n-1)$ 的电阻即可.

若给电流计(表头 G)并联几个阻值适当的分流电阻，通过转换开关 K 分别与不同的分流电阻接通，如图 2-3 所示，就可以得到一个可变换几种不同量程的电流计，这就是万用表中测量电流的电路原理.

在测量直流电流时，必须事先选择好

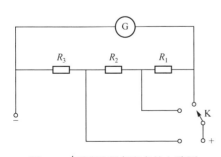

图 2-3　不同量程直流表的电路图

量程，把电流表串联在电路中.

2) 测电压

电流计(表头 G)的内阻一定，通过它的电流与加在它两端的电压成正比，如果电流计的刻度盘不标电流的数值，而标出电压的数值，则变成测电压的仪表了，但它所能测的电压太低，比如，100.0μA 的表头，其内阻为 1000Ω，它可能测量的最大电压为

$$V_g=1000\times100.0\times10^{-6}=0.1(V)$$

为了测更大的电压必须扩大量程，如图 2-4 所示，使表头测量范围扩大 n 倍，即 $V=nV_g$，串联电阻 R 上的分压须为

$$V_R = V - V_g = nV_g - V_g = (n-1)V_g \tag{2-4}$$

分压电阻的阻值为

$$R = \frac{V_R}{I_g} = \frac{(n-1)V_g}{V_g / R_g} = (n-1)R_g \tag{2-5}$$

所以要想使表头测量电压的量程扩大 n 倍，只需串联一个阻值为$(n-1)R_g$的电阻即可. 如图 2-5 所示，按以上量程扩大的方法，给表头串联几个电阻(扩大 n 倍，串 R_n，扩大 m 倍，串 R_m……通过转换开关 K 分别接通电路就可以得到一个量程可变换的电压表，这也就是万用表测量直流电压的电路原理.

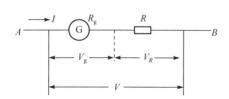

图 2-4　直流电压表扩大量程的电路图

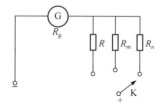

图 2-5　不同量程电压表的电路图

测量交流电压的工作原理与测量直流电压的原理相同，但需增加两支整流二极管，如图 2-6 所示. 当交流电压为正半周时，D_2 不导通，D_1 导通，此时有电流通过表头，相反，在交流电压为负半周时，D_1 不导通，无电流通过表头，并被 D_2 短路，所以虽然被测电压是交流的，但通过表头的却是单向的电流，使指针所偏转的角度基本上与被测的电流电压(有效值)成正比，从而测出被测电压的数值. 二极管 D_2 主要为了对 D_1 起保护作用，在负半周时，由于反向电流很小，电阻 R 上的电压降很小，致使 D_1 所承受的反向电压几乎等于被测电压的全部，会使 D_1 击穿.

在测量电压时，必须预先选好量程，把电压表并联在电路中.

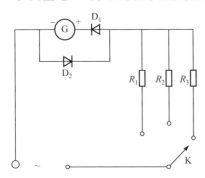

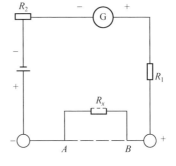

图 2-6　交流电压表扩大量程的电路图　　　图 2-7　改装测欧姆表的电路图

3) 测电阻

测量电阻的电路如图 2-7 所示，它是由电流计、电池和电阻串联构成的. 图 2-7 中，R_1 是一个定值电阻，用以限制电路中的电流强度，保护电流计，R_2 是一个可变电位器，用来调整零点. 先将 A、B 两点短路，即外接电阻为 0，调节 R_2，使电流表指示满度，用电阻值标度表盘，此处标为"0Ω"，将被测电阻 R_x 接入 A、B 两端时，因回路串进了电阻 R_x，回路的电流必定减小. R_x 越大，电流越小，当 R_x 无限大，即开路时，电流应该为零. 表盘上的电阻标度尺就根据电阻 R_x 与电流 I 的固定关系，标出电阻值，电流表就成为测量电阻的欧姆表了.

指针万用表是需要把被测量的电压信号、电流信号、交流电压信号、电阻等经过内部的分压电阻、分流电阻、整流器，统一转换为直流电流信号通入表头来测量的.

数字万用表的原理与上述模拟电路的原理基本相同，只是通过模数(A/D)转换器件来实现数字显示功能. 即数字万用表是需要把被测量的电压信号、电流信号、交流电压信号、电阻、电容、电感、二极管等统一转换为直流电压信号并且经过衰减器衰减到 200mV 以下送入 A/D 处理显示的.

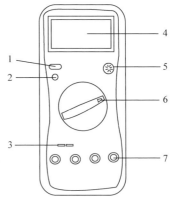

【实验器材】

数字万用表一块(图 2-8)、低压电源一台、阻值不同的 4 个电阻、导线若干.

图 2-8　数字万用表的基本功能
1. 电源开关；2. 保持开关；3. 电容测试座；
4. LCD 显示器；5. 晶体管测试座；
6. 功能开关；7. 输入插座

【实验步骤】

1. 操作前注意事项

(1) 将 ON/OFF 开关置于 ON 位置，检查 9V 电池. 如果电池电压不足，"🔋"将显示在显示器上. 这时应更换电池后方能使用该仪表.

(2) 测试笔插孔旁边的"⚠"符号表示输入电压不应超过说明书规定的数值，这是为了保护内部线路免受损坏.

(3) 测试前应将功能开关置于你所需要的量程位置.

(4) 切勿在功能开关置于"⊓▶"位置时测量电压或电流.

(5) 切勿测量高于地电势 1000V 的直流电压或 700V 的交流电压，以确保人身安全.

(6) 在测量高电压时，注意不要接触被测电路或未使用的仪表端子.

2. 直流电压测量

(1) 将黑色表笔插入 COM 插孔，红色表笔插入 V/Ω/F 插孔.

(2) 将功能开关置于所需的"V–"电压量程位置，并将测试笔连接到待测电源或负载上，红色表笔所接端的极性将和电压值同时显示在显示器上.

(3) 将测量数据填入表 2-1.

表 2-1 测低压电源输出的交、直流电压及市电

项目	挡	标称值	测量值
直流电压		2V	
		6V	
		12V	
		24V	
交流电压		6V	
		12V	
		24V	
		220V	

注意：(1) 如果被测电压范围事先不知道，请将功能开关置于最大量程，然后逐渐降低直至取得满意的分辨力.

(2) 如果显示器只显示"1"，这表示已经过量程，功能开关应置于更高量程.

(3) 不要输入高于 1000V 的电压，虽然显示更高电压是可能的，但有损坏仪表内部线路的危险.

(4) 在测量高电压时，要特别注意避免触电．

3. 交流电压测量

(1) 将黑色表笔插入 COM 插孔，红色表笔插入 V/Ω/F 插孔．

(2) 将功能开关置于所需的 "V⌒" 量程位置，并将测试笔连接到待测电源或负载上，从显示器上读取测量结果，并记录于表 2-1 中．

注意：(1) 参看直流电压测量注意事项(l)～(3)．

(2) 不要输入高于 700V 有效值的电压，虽然显示更高电压是可能的，但有损坏仪表内部线路的危险．

4. 直流电流测量

(1) 将黑色表笔插入 COM 插孔，当被测电流不超过 200mA 时，红色表笔插入 mA 插孔．如果被测电流在 200mA 和 20A 之间，则将红色表笔插入 A 插孔．

(2) 将功能开关置于所需的 A 量程位置，并将测试表笔串联接入待测负载上，电流值显示的同时将显示红表笔连接的极性．

(3) 将测量数据记录于表 2-2 中．

表 2-2　测量流过电阻上的电流

	电阻 R	计算值/mA	测量值/mA
直流电压 6V			

注意：(1) 如果被测电流范围事先不知道，请将功能开关置于最大量程，然后逐渐降低．

(2) 如果显示器只显示 "1"，这表示已经过量程，功能开关应置于更高量程．

(3) 本仪表 mA 端子允许输入的最大电流为 200mA，过量的电流会烧毁保险丝．

(4) 该表 A 端子允许输入的最大电流为 10A 连续或 20A 不超过 15s，该量程无保险丝保护．

5. 电阻测量

(1) 将黑色表笔插入 COM 插孔，红色表笔插入 V/Ω/F 插孔．

(2) 将功能开关置于所需的Ω量程位置，将表笔并联接到被测电阻上，从显示器上读取测量结果．

(3) 将测量数据记录于表 2-3 中．

表 2-3　测电阻阻值

项目	挡	标称值	测量值
电阻			

注意: (1) 如果被测电阻值超过所选择量程的最大值, 将显示过量程 "1", 此时应选择更高的量程. 在测量 1MΩ 或更高的电阻时, 可能需要几秒钟后读数才会稳定. 这对于高阻值测量是正常的.

(2) 当无输入时, 如开路情况, 仪表显示 "1".

(3) 检查在线电阻时, 必须先将被测线路内所有电源关断, 并将所有电容器充分放电.

(4) 在 200MΩ 量程, 表笔短路时仍有 1000 个字, 这 1000 个字应从测试结果中减去. 如测 100MΩ 电阻时, 仪表显示 110.00, 测量结果应为 110.00–10.00=100.00.

【注意事项】

请一定注意, 严格按照测量步骤中每一项测量任务中的 "注意" 要求来进行实验, 以防损坏仪器.

【思考题】

说明灵敏电流表改装成大量程电流表、大量程电压表、欧姆表的基本电路方法.

(杨文沛)

实验 3　示波器的原理及使用方法

【实验目的】

(1) 了解示波器的构造原理.

(2) 熟悉示波器的使用方法及交流电的波形.

(3) 熟悉李萨如图像形成的条件.

实验3视频资料　　实验3PPT

【实验原理】

1. 电子示波器

电子示波器的主要部件是阴极射线示波管. 图 3-1 是示波管的构造简图，它是由封有一个发射电子的"电子枪"和两对平行金属板 C_1 及 C_2 的抽真空的玻璃管所构成的. 玻璃管的右端涂有荧光物质，当电子打击时会呈现荧光. 电子枪由阴极 K、控制栅极 G 和阳极 A_1、A_2 所组成. 灯丝直接用变压器供电，电子枪其余部分的电压都是利用整流设备及分压线路供给的.

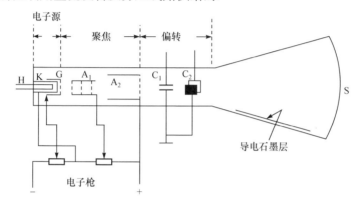

图 3-1　示波管的结构图

K. 阴极；H. 加热灯丝；A_1. 第一阳极；A_2. 第二阳极；C_1. 垂直偏向板；C_2. 水平偏向板；
G. 控制栅极；S. 荧光屏

改变控制栅极的电压可以调节阴极射线的强度，阳极 A_1、A_2 上的高电压是为了加速电子；同时阳极 A_1、A_2 又起到使电子聚焦于荧光屏上的作用，因此又称为"电子透镜".

平行板 C_1 称为"垂直偏向板"，在 C_1 上加电压后电子束将会在垂直方向偏转，平行板 C_2 称为"水平偏向板"，在 C_2 上加电压后电子束将会在水平方向偏转. 倘若把要观测的变化电压加在垂直偏向板上，我们将看到一亮点在荧光屏上上下移动；但如果所加电压变化很快，例如，加 50Hz 交流电，我们在荧光屏上所看到的将是一条垂直亮线. 为了能够看到这种迅速变化的过程，就需要利用电子元件组装成"扫描电路"，以产生锯齿形电压加在水平偏向板上，称为"扫描电压". 由于扫描电压是周期性地随时间正比增加，所以可使电子束周期性地在水平方向与时间成正比地向右移动，把图形展开，显示出垂直偏向板上所加的待观测电压随时间变化的图像. 如果锯齿形电压的周期是所观测电压周期的整数倍，则在荧光屏上所呈现的观测电压的变化图形就是稳定的(图 3-2). 为了使来自不同信号源的被测信号能够保持相对稳定，示波器中均有"触发电路"，通过触发电路产生脉冲电压触发扫描电路，从而达到波形持续稳定的目的.

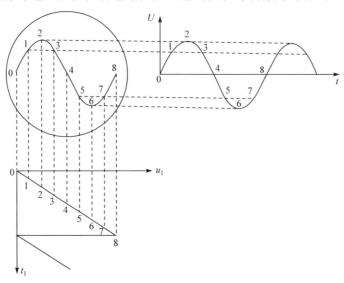

图 3-2 波形显示原理图

示波器中尚有垂直偏向放大器及水平偏向放大器，前者是将加在垂直偏向板上的待测电压放大，以使光点在光屏上有足够大的位移以利于观测；后者是将扫描电压或从外界加在水平偏向板的电压放大，使光点在水平方向上有足够大的位移以利于观测.

2. 李萨如图形

李萨如图形是一个质点同时在 x 轴和 y 轴上做简谐运动形成的. 如果这两个相互垂直的振动频率成简单的整数比，就能合成一个稳定、封闭的曲线图形，称为李萨如图形. 频率比不同，李萨如图形的形状也不同，如图 3-3 所示.

根据李萨如图形可以得到如下规律：

$$f_x : f_y = N_y : N_x$$

f_x、f_y 分别是加在 x、y 偏转板的正弦信号频率，N_x、N_y 分别是图形与水平、竖直线的切点数(或交点数).

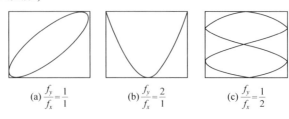

(a) $\dfrac{f_y}{f_x} = \dfrac{1}{1}$ (b) $\dfrac{f_y}{f_x} = \dfrac{2}{1}$ (c) $\dfrac{f_y}{f_x} = \dfrac{1}{2}$

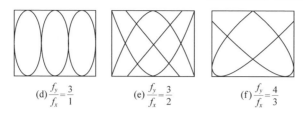

(d) $\frac{f_y}{f_x}=\frac{3}{1}$ (e) $\frac{f_y}{f_x}=\frac{3}{2}$ (f) $\frac{f_y}{f_x}=\frac{4}{3}$

图 3-3   几种李萨如图形

【实验器材】

示波器、无源探头、信号发生器、测试电缆.

示波器各控制器如图 3-4 作用如下:

(1) POWER "电源开关", 按下时电源接通, 弹出时关闭.

(2) POWER LAMP "电源指示灯", 当电源在 "ON" 状态时, 指示灯亮.

(3) FOCUS "聚焦控制", 调节光点的清晰度, 使其圆又小.

(4) SCALE ILLUM "刻度照明控制", 在黑暗的环境使用照明刻度线时调此旋钮.

(5) TRACE ROTATION "轨迹旋转控制", 用来调节扫描线和水平刻度线的平行.

(6) INTEN SITY "亮度控制", 轨迹亮度调节.

(7) POWER SOURCE SELECT "电源选择开关", 110V 或 220V 电源设置.

(8) AC INLET "电源插座", 交流电源输入插座.

(9) CH1 INPUT "通道 1 输入", 被测信号的输入端口, 当仪器工作在 "X-Y" 方式时, 此端输入的信号变为 x 轴信号.

(10) CH2 INPUT "通道 2 输入", 与 CH1 相同, 但当仪器工作在 "X-Y" 方式时, 此端输入的信号变为 y 轴信号.

(11/12) AC-GND-DC "开关", 用于选择输入信号馈至 y 轴放大器之间的耦合方式. AC: 输入信号通过电容器与垂直轴放大器连接, 输入信号的 DC 成分被截止, 且仅有 AC 成分显示. GND: 垂直轴放大器的输入接地. DC: 输入信号直接连接到垂直轴放大器, 包括 DC 和 AC 成分.

(13/14) VOLTS / DIV "选择开关", CH1 和 CH2 通道灵敏度调节, 当 10: 1 的探头与仪器组合使用时, 读数倍乘 10.

(15/16) VAR PULL×5 "微调扩展控制开关", 当旋转此旋钮时, 可小范围地改变垂直偏转灵敏度, 当逆时针旋转到底时, 其变化范围应大于 2.5 倍, 通常将此旋钮顺时针旋到底. 当旋钮位于 PULL 位置时(拉出状态), 垂直轴的增益扩展 5 倍, 且最大灵敏度为 1mV/DIV.

(17/18) UNCAL "衰减不校正灯", 灯亮表示微调旋钮没有处在校准位置.

(19) POSITION PULL DC OFFSET "旋钮"，此旋钮用于调节垂直方向位移. 当旋钮拉出时，垂直轴的轨迹调节范围可通过 DC 偏置功能扩展，可测量大幅度的波形.

(20) POSITION PULL INVERT "旋钮"，位移功能与 CH1 相同，但当旋钮处于 PULL 位置时(拉出状态)用来倒置 CH2 上的输入信号极性. 此控制件可方便地用于比较不同极性的两个波形，利用 ADD 功能键还可获得(CH1) − (CH2)的信号差.

(21) MODE "工作方式选择开关" 此开关用于选择垂直偏转系统的工作方式. CH1：只有加到 CH1 的信号出现在屏幕上. CH2：只有加到 CH2 的信号出现在屏幕上. ALT：加到 CH1 和 CH2 通道的信号能交替显示在屏幕上，这个工作方式通常用于观察加到两通道上信号频率较高的情况. CHOP：在这个工作方式时，加到 CH1 和 CH2 的信号受 250kHz 自激振荡电子开关的控制，同时显示在屏幕上. 这个方式用于观察两通道信号频率较低的情况. ADD：加到 CH1 和 CH2 输入信号的代数和出现在屏幕上.

(22) EXT BLANKING "外增辉插座"，本输入端用于辉度调节. 它是直流耦合，加入正信号辉度降低，加入负信号辉度增加.

(23) DC OFFSET VOLT OUT "直流电压偏置输出口"，当仪器设置为 DC 偏置方式时，该插口可配接数字万用表，读出被测量电压值.

(24/25) DC BAL "直流平衡调控制件"，用于直流平衡调节.

(26) TIME/DIV 扫描时间选择开关，扫描时间为 19 挡，从 0.2μs/DIV～0.2s/DIV. X-Y：此位置用于仪器工作在 X-Y 状态，在此位置时，x 轴的信号连接到 CH1 输入，y 轴信号加到 CH2 输入，并且偏转范围从 1mV/DIV 至 5V/DIV.

(27) SWP "扫描微调控制"，扫描因素可连续改变(当开关不在校正位置时). 当开关按箭头的方向顺时针旋转到底时，为校正状态，此时扫描时间由 TIME/DIV 开关准确读出. 逆时针旋转到底扫描时间扩大 2.5 倍.

(28) SWEEP UNCAL LAMP "扫描不校正灯"，灯亮表示扫描因素不校正.

(29) POSITION PUL×10MAG "控制旋钮"，此旋钮用于水平方向移动扫描线，在测量波形的时间时适用. 当旋钮顺时针旋转时，扫描线向右移动，逆时针向左移动. 拉出此旋钮，扫速倍乘 10.

(30) CH1 ALT MAG "通道 1 交替扩展开关"，CH1 输入信号能以×1(常态)和×10(扩展)两种状态交替显示.

(31) INT LINE EXT "触发源选择开关"，内(INT)：取加到 CH1 和 CH2 上的输入信号为触发源. 电源(LINE)：取电源信号为触发源. 外(EXT)：取加到 TRIG INPUT 上的外接触发信号为触发源，用于垂直方向上特殊的信号触发.

(32) INT TRIG "内触发选择开关"，此开关用来选择不同的内部触发源. CH1：取加到 CH1 上的输入信号为触发源. CH2：取加到 CH2 上的输入信号为触发源.

组合方式 VERT MODE 用于同时观察两个不同频率的波形, 同步触发信号交替取自 CH1 和 CH2.

(33) TRIG INPUT "外触发输入连接器", 输入端用于外接触发信号.

(34) TRIG LEVEL "触发电平控制旋钮", 通过调节本旋钮控制触发电平的起始点, 且能控制触发极性. 按进去(常用)是 "+" 极性, 拉出来是 "–" 极性.

(35) TRIG MODE "触发方式选择开关", 自动(AUTO): 仪器始终自动触发, 并能显示扫描线. 当有触发信号存在时, 同正常地触发扫描, 波形能稳定显示. 该功能使用方便. 常态(NORM): 只有当触发信号存在时, 才能触发扫描, 在没信号和非同步状态情况下, 没有扫描线. 该工作方式, 适合信号频率较低的情况(25Hz以下). 电视场(TV-V): 本方式能观察电视信号的场信号波形. 电视行(TV-H): 本方式能观察电视信号中的行信号波形. 注:TV-V 和 TV-H 同步仅适用于负的同步信号.

(36) CH1 OUTPUT "通道 1 输出插口", 输出 CH1 通道信号的取样信号.

(37) PROBE ADJUST "校正信号", 提供幅度为 0.5V, 频率为 1kHz 的方波信号, 用于调整探头的补偿和检测垂直和水平电路的基本功能.

(38) GND "接地端", 示波器的接地端.

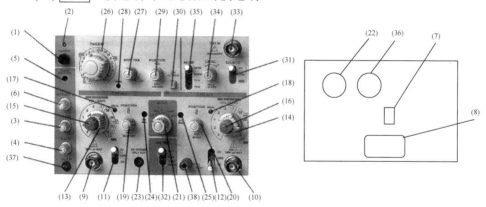

图 3-4　示波器面板(正面、背面)功能键

【实验步骤】

1. 示波器使用前的检查

(1) 打开开关之前, 先将各控制器置于如下所列位置:

辉度	(6)	居中;	TIME/DIV	(26)	1ms;
聚焦控制	(3)	居中;	扫描微调控制	(27)	校准;
标足亮度	(4)	居中;	垂直方式	(21)	CH1;
垂直位移	(19/20)	居中;	AC、DC	(11)	AC;

| 水平位移 | (29) | 居中； | 触发方式 | (31) | 自动； |
| 水平位移 | (29) | | | | |

水平位移　(29)　　　居中；　触发方式　(31)　自动；

V/DIV　(13/14)　0.1V；　触发源　(32)　INT　CH1；

y 微调　(15/16)　校准；　极性　(34)　+.

(2) 打开开关，经预热后调节辉度、聚焦旋钮，使光迹清晰，亮度适中.

(3) 用×1 探头将示波器的标准信号输出接至 CH1(9)输入端，探头的使用方法：①将探头衰减位置设定至"×1"，即为×1 探头；②探针接至校正信号(37)，铁夹为接地；③注意探头要轻拿轻放、轻弯勿折，且不可磕碰，否则损坏内部衰减器.

(4) 调节水平位移(29)，垂直位移(19)，使荧光屏呈现校准信号方波. 将扫描微调拉出×10，10DIV 显示一个周期，说明仪器工作正常. 此步骤为仪器的自检.

2. 用示波器测量正弦信号的电压幅值和频率

打开信号发生器，使其输出 0.5U_{p-p}、50Hz 的正弦信号(使频率计显示五位数字)，经测试电缆(红夹为输出，黑夹为接地)和×1 探头接至示波器的 CH1 输入端，已拉出的扫描微调(15)使其回位，适当调节 VOLTS/DIV(13)、TIME/DIV(26)、水平位移(29)、垂直位移(19)等旋钮，在荧光屏正中调出峰-峰值约 5cm 的一个稳定波形.

1) 测量正弦信号的电压幅值

观察上述已调节好的正弦信号波形，读出波形高度 N(DIV)(波峰到波谷，每一个小格相当于 0.2 个大格)和偏转系数 C(VOLTS/DIV)的指示值，则此正弦信号电压的峰-峰值U_{p-p} 为

$$U_{p-p} = NC \tag{3-1}$$

根据电压峰-峰值与有效值的关系，则此正弦波电压的有效值为

$$U = U_{p-p}/2\sqrt{2} \tag{3-2}$$

保持信号源的频率和电压幅度调节旋钮的位置不变，将信号源的电压幅度衰减 "dB" 挡位分别置于 20dB、40dB，调节示波器的偏转系数开关 VOLTS/DIV，直至示波器出现稳定的适合测量的波形，分别测量衰减 20dB、40dB 以后的信号电压幅值，将测量结果填入表 3-1.

表 3-1　正弦信号电压

信号发生器电压"衰减"/dB	0	20	40
电压偏转系数/(V/DIV)			
波形高度/DIV			
电压峰-峰值/V			
电压有效值/V			

2) 测量正弦信号电压频率

观察上述已调节好的正弦波波形，读出荧光屏上正弦波一个周期在水平方向所占格数 N' (DIV)和扫描时间系数 C' (TIME/DIV)的指示值，则此正弦波的周期为

$$T = N' \times C' \tag{3-3}$$

频率为

$$f = 1/T \tag{3-4}$$

保持信号源的输出电压幅度旋钮位置不变，改变信号源的频率为 5kHz 和 50kHz. 用示波器测量，将测量结果填入表 3-2.

表 3-2　正弦信号频率

信号发生器频率读数值/kHz	0.5	5	50
扫描时间系数/(s/DIV)			
一个完整波形宽度/DIV			
周期/s			
频率/Hz			
频率的相对误差值			

3. 用示波器测量直流信号电压

将示波器 CH1 通道按键弹起，按下 CH2 通道按键，CH2 的输入耦合按键置于 DC，将电压偏转系数开关 VOLTS/DIV 旋转至 0.5V/DIV，将直流电压(1.5V)输入示波器 CH2 通道，记录扫描线竖直方向的位置变化量，该值乘以电压偏转系数开关 VOLTS/DIV 的数值 0.5V/DIV 即为所输入的直流电压值.

改变电压偏转系数开关 VOLTS/DIV 至 1V/DIV、2V/DIV，重新测量直流电压值. 不同挡位所得结果是否相同？思考如何选择恰当的挡位. 将测量结果填入表 3-3.

表 3-3　直流电压

电压偏转系数/(V/DIV)	0.5	1	2
亮线移动高度/DIV			
电压幅值/V			

4. 用示波器观察李萨如图形

调节信号发生器输出频率为 1000Hz 的正弦交流信号，即 $f_x = 1000$Hz 输入示

波器的 CH1 通道. 待测信号输入示波器的 CH2 通道. 选择示波器 X-Y 控制键，两个通道的 AC-DC 按键都置于 AC. 此时会出现绕动的曲线，即李萨如图形. 改变待测信号的频率，使屏幕上出现表 3-4 所示的各个图形，记下待测信号的频率 f_y，填入表 3-4 中.

表 3-4　李萨如图形的观测

图形					
f_y					
f_y/f_x					

【注意事项】

(1) 荧光屏显示亮度要适中，光点不要长时间停留在一个位置上.

(2) 测量电压、频率时，电压偏转系数 VOLTS/DIV、扫描时间系数 TIME/DIV 相应的微调旋钮应处于校准位置.

(3) 为了提高测量精度，测量时应调节示波器的电压偏转系数 VOLTS/DIV 和示波器的扫描时间系数 TIME/DIV 旋钮，使波形上下、左右达到适合观察、测量的状态，不能超出屏幕显示范围，至少要显示一个完整的波形，显示 2～3 个完整波形最为合适.

【思考题】

(1) 示波器的主要组成部分是什么？

(2) 示波器的主要用途有哪些？可以测量哪类信号？

(3) 为什么示波器的扫描信号必须是锯齿波？

(4) 电压峰-峰值为 22V 的正弦波，它的有效值是多少？

(贺奇才　吉强)

实验 4　刚体转动惯量的测量

【实验目的】

(1) 了解扭摆的工作原理.

实验4视频资料

(2) 掌握用扭摆测量几种不同形状物体的转动惯量和弹簧的扭转常数，并与理论值进行比较.

【实验原理】

扭摆的构造如图 4-1 所示.

实验4PPT

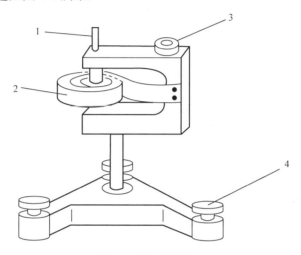

图 4-1　扭摆的构造图
1. 垂直轴；2. 螺旋弹簧；3. 水平仪；4. 高度调节螺丝

将物体在水平面内转过一角度 θ 后，在弹簧的恢复力矩作用下，物体就开始绕垂直轴做往返扭转运动. 根据胡克定律，弹簧受扭转而产生的恢复力矩 M 与所转过的角度 θ 成正比，即

$$M = -K\theta \tag{4-1}$$

式中，K 为弹簧的扭转常数. 根据转动定律

$$M = J\alpha$$

式中，J 为物体绕转轴的转动惯量，α 为角加速度，由上式得

$$\alpha = \frac{M}{J} \tag{4-2}$$

令 $\omega^2 = \dfrac{K}{J}$，忽略轴承的摩擦阻力矩，由式(4-1)、(4-2)得

$$\alpha = \frac{\mathrm{d}^2\theta}{\mathrm{d}t^2} = -\frac{K}{J}\theta = -\omega^2\theta \tag{4-3}$$

上述方程表示扭摆运动具有角简谐振动的特性，角加速度与角位移成正比，且方向相反. 此方程的解为

$$\theta = A\cos(\omega t + \phi) \tag{4-4}$$

式中，A 为谐振动的角振幅，ϕ 为初相位角，ω 为角速度. 此谐振动的周期为

$$T = \frac{2\pi}{\omega} = 2\pi\sqrt{\frac{J}{K}} \tag{4-5}$$

由式(4-5)可知，只要实验测得物体扭摆的摆动周期，并在 J 和 K 中任何一个量已知时即可计算出另一个量.

本实验用一个几何形状规则的物体，它的转动惯量 J 可以根据它的质量和几何尺寸用理论公式直接计算得到，再算出本仪器弹簧的 K 值. 若要测定其他形状物体的转动惯量，只需将待测物体放在本仪器顶部的各种夹具上，测定其摆动周期，由公式(4-5)即可算出该物体绕转动轴的转动惯量.

平行轴定理理论分析表明，若质量为 m 的物体通过质心轴转动时的转动惯量为 J_0，当转轴平行移动距离为 X 时，此物体对新轴线的转动惯量变为 $J_0 + mX^2$，称为转动惯量的平行轴定理.

【实验器材】

1. 扭摆及几种待测转动惯量的物体

空心金属圆柱体、实心塑料圆柱体、木球、验证转动惯量平行轴定理用的细金属杆、两块可以在细金属杆上自由移动的金属滑块.

2. 转动惯量测试仪(由主机和光电门两部分组成)

主机采用单片机作控制系统，用于测量物体转动和摆动的周期，以及旋转体的转速，能自动记录、存储多组实验数据并能够精确地计算多组实验数据的平均值.

光电门主要由红外发射管和红外接收管组成，将光信号转换为脉冲电信号，送入主机工作. 人眼无法直接观察仪器工作是否正常，但可用遮光物体往返遮挡光电探头发射光束通路，检查计时器是否开始计数，到达预定周期数时是否停止计数. 为防止过强光线对光电探头的影响，光电探头不能置于强光下，实验时采用窗帘遮光，确保计时的准确.

【实验步骤】

1. 测量前的准备工作

(1) 用电子天平测出塑料圆柱体、金属圆筒、木球、金属细长杆及各物体的质量，用米尺测出金属细长杆长度(各测量三次).

(2) 调整扭摆基座底脚螺丝，使水准泡中气泡居中.

2. 测量几个不同物体的摆动周期

(1) 装上金属载物盘并调整光电探头的位置使载物盘上挡光杆处于其缺口中央且能遮住发射、接收红外光线的小孔. 测定摆动周期 T_0，记录数据在表 4-1 中.

表 4-1　金属载物盘

	测量次数			平均值 $\overline{N}$	测量不确定度 ΔN	测量结果 $N = \overline{N} \pm \Delta N$
	1	2	3			
周期 T_0 /s						
转动惯量 J_0 /(kg·m²)	$J_0 = \dfrac{J_1' \overline{T_0}^2}{T_1^2 - T_0^2}$					

(2) 将塑料圆柱体垂直放在载物盘上，测定摆动周期 T_1，记录数据在表 4-2 中.

表 4-2　塑料圆柱体

	测量次数			平均值 $\overline{N}$	测量不确定度 ΔN	测量结果 $N = \overline{N} \pm \Delta N$
	1	2	3			
质量 m/kg						
周期 T_1/s						
转动惯量实验值 J_1 /(kg·m²)	$J_1 = \dfrac{K \overline{T_1}^2}{4\pi^2} - J_0$					
转动惯量理论值 J_1' /(kg·m²)	$J_1' = \dfrac{1}{8} m D_1^2$					

注：弹簧的 K 值为 $4\pi^2 \dfrac{J_1'}{T_1^2 - T_0^2}$ ；直径为 $D_1 = 0.1000\text{m}$.

(3) 用金属圆筒代替塑料圆柱体，测定摆动周期 T_2，记录数据在表 4-3 中.

表 4-3　金属圆筒

	测量次数			平均值 $\overline{N}$	测量不确定度 ΔN	测量结果 $N = \overline{N} \pm \Delta N$
	1	2	3			
质量 m/kg						
周期 T_2/s						
转动惯量实验值 J_2 /(kg·m²)	$J_2 = \dfrac{K \overline{T_2}^2}{4\pi^2} - J_0$					
转动惯量理论值 J_2' /(kg·m²)	$J_2' = \dfrac{1}{8} m (D_{外}^2 + D_{内}^2)$					

注：外径 $D_{外} = 0.1000\text{m}$ ；内径 $D_{内} = 0.0940\text{m}$.

(4) 取下载物金属盘,装上木球,测定摆动周期 T_3 (在计算木球的转动惯量时,应扣除支架的转动惯量),记录数据在表 4-4 中.

表 4-4   木球

	测量次数			平均值 $\overline{N}$	测量不确定度 ΔN	测量结果 $N = \overline{N} \pm \Delta N$
	1	2	3			
质量 m/kg						
周期 T_3/s						
转动惯量实验值 J_3 /(kg·m²)				$J_3 = \dfrac{k\overline{T}_3^2}{4\pi^2}$		
转动惯量理论值 J_3' /(kg·m²)				$J_3' = \dfrac{1}{10}mD_3^2$		

注: 直径 $D_3 = 0.1340\text{m}$.

(5) 取下木球,装上金属细杆(金属细杆中心必须与转轴重合)测定摆动周期 T_4 (在计算金属细杆的转动惯量时,应扣除支架的转动惯量),记录数据在表 4-5 中.

表 4-5   金属细杆

	测量次数			平均值 $\overline{N}$	测量不确定度 ΔN	测量结果 $N = \overline{N} \pm \Delta N$
	1	2	3			
质量 m/kg						
周期 T_4/s						
长度 L/m						
转动惯量实验值 J_4 /(kg·m²)				$J_4 = \dfrac{k\overline{T}_4^2}{4\pi^2}$		
转动惯量理论值 J_4' /(kg·m²)				$J_4' = \dfrac{1}{12}mL^2$		

3. 验证转动惯量平行轴定理

改变金属细杆转轴位置使转轴距金属细杆质心的距离分别为 5.00cm、10.00cm、15.00cm、20.00cm、25.00cm,测定摆动周期 T . 验证转动惯量平行轴定理(在计算转动惯量时,应扣除支架的转动惯量).

4. 质量分布与转动惯量的关系

将滑块对称放置在细杆两边的凹槽内，如图 4-2 所示，此时滑块质心离转轴的距离分别为 5.00cm、10.00cm、15.00cm、20.00cm、25.00cm，测定摆动周期 T. 找出质量分布与转动惯量的关系.

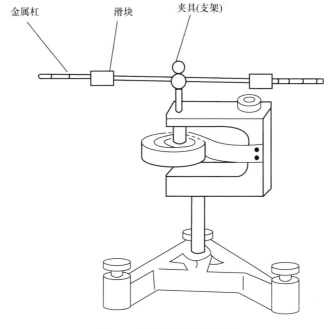

图 4-2　滑块的位置放置图

【注意事项】

(1) 弹簧的扭转常数 K 值不是固定常数，它与摆动角度略有关系，摆角在 90° 左右基本相同，在小角度时变小. 为了降低实验时由于摆动角度变化过大带来的系统误差，在测定各种物体的摆动周期时，摆角不宜过小，摆幅也不宜变化过大.

(2) 光电探头宜放置在挡光杆的平衡位置处，挡光杆不能和它接触，以免增大摩擦力.

(3) 机座应保持水平状态.

(4) 在安装待测物体时，其支架必须全部套入扭摆主轴，并将制动螺丝旋紧，否则扭摆不能正常工作.

(5) 在称量金属细长杆与木球的质量时，必须将支架取下，否则会带来极大误差.

【思考题】

(1) 平行轴定理中是以什么为基准轴来进行转动惯量的加项 mh^2 的运算的?

(2) 本实验中是怎么利用规则物体的转动惯量值来计算出弹簧的扭转常数的?

(许建梅　吉强)

实验 5　液体黏滞系数的测量

一、用奥氏黏度计测量液体的黏滞系数

实验5视频资料

实验5PPT

【实验目的】

(1) 了解奥氏黏度计的结构和原理.

(2) 掌握使用奥氏黏度计测量液体黏滞系数的方法.

【实验原理】

当液体通过等截面水平毛细管时，如果管的半径为 R，管长为 L，管两端的压强差为 ΔP，液体的黏滞系数为 η，在 t 秒内流经毛细管的液体体积为 V，则根据泊肃叶公式可知

$$V = \frac{\pi R^4 \Delta P}{8\eta L} t \tag{5-1}$$

如果测出 V、R、ΔP、L 各量，则可求得液体的黏滞系数

$$\eta = \frac{\pi R^4 \Delta P}{8VL} t \tag{5-2}$$

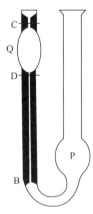

图 5-1　奥氏黏度计

用上述方法虽可直接测定 η，但因所测量项目多，且 R 值不易测得准确，式中，R 又是以四次方的形式出现，故测量和计算误差都较大. 为此，奥斯特瓦尔德设计出一种奥氏黏度计 (Ostwald viscometer)(图 5-1)，采用比较法对液体的黏滞系数进行测量. 取一种已知黏滞系数的液体(蒸馏水)和一种待测黏滞系数的液体(酒精)，设它们的黏滞系数分别为 η_0 和 η_x，取相同体积 V 的两种液体在相同条件下，让它们受重力作用而从上到下地通过黏度计的毛细管 DB，分别测出所需的时间 t_1 和 t_2，两种液体的密度分别为 ρ_1、ρ_2，则

$$\eta_0 = \frac{\pi R^4 t_1}{8VL} \rho_1 g \Delta h \tag{5-3}$$

$$\eta_x = \frac{\pi R^4 t_2}{8VL} \rho_2 g \Delta h \tag{5-4}$$

式中，Δh 为黏度计两管液面的高度差，它随时间连续变化，由于两种液体流过毛细管有同样的过程，所以由式(5-3)和式(5-4)可得

$$\frac{\eta_0}{\eta_x} = \frac{t_1 \rho_1}{t_2 \rho_2}$$

$$\eta_x = \frac{t_2 \rho_2}{t_1 \rho_1} \eta_0 \tag{5-5}$$

如测出等量液体流经 DB 的时间 t_1 和 t_2，根据已知 ρ_1、ρ_2、η_0，即可求出待测液体的黏滞系数. 式(5-5)中水的黏滞系数 η_0 见表 5-1，实验温度下水的密度 ρ_1 见表 5-2.

表 5-1　水的黏滞系数　　　　　　　　　（单位：$\times 10^{-3}$Pa·s）

温度 T/℃	0	1	2	3	4	5	6	7	8	9
0	1.787	1.728	1.671	1.618	1.567	1.519	1.472	1.428	1.386	1.346
10	1.307	1.271	1.235	1.202	1.169	1.139	1.109	1.081	1.053	1.027
20	1.002	0.978	0.955	0.932	0.911	0.890	0.870	0.851	0.833	0.815
30	0.798	0.781	0.765	0.749	0.734	0.719	0.705	0.691	0.678	0.655

注：表中数值为其所在行指标与列指标相加温度下的黏滞系数，如 1.271 为 11℃下的值.

表 5-2　不同温度下液体的密度　　　　　　（单位：g·cm^{-3}）

温度/℃	水	蓖麻油	温度/℃	水	蓖麻油
0	0.9998425		23	0.9975415	0.9583
5	0.9999668	0.9707	24	0.9972995	0.9576
10	0.9997026	0.9772	25	0.9970479	0.9569
15	0.9991026	0.9638	26	0.9967867	0.9562
16	0.9989460	0.9631	27	0.9965162	0.9555
17	0.9987779	0.9624	28	0.9962365	0.9548
18	0.9985986	0.9617	29	0.9959478	0.9541
19	0.9984082	0.9610	30	0.9956502	0.9534
20	0.9982071	0.9603	40	0.9922187	
21	0.9979955	0.9596	50	0.9880393	
22	0.9977735	0.9589	60	0.9653230	

【实验器材】

奥氏黏度计、温度计、比重计、停表、移液管、胶管、吸耳球、支架、酒精、蒸馏水、玻璃缸.

【实验步骤】

(1) 先用蒸馏水洗净黏度计,并使毛细管畅通.注意,黏度计的 U 形玻璃管很容易折断,操作时只能用单手捏住 U 形管的一支,以免折断.将胶管装到 U 形管有玻璃泡的一端,然后按图 5-2 把黏度计放置好,参照重垂线调整黏度计,使毛细管与重垂线平行.往玻璃缸内注入自来水,水面应超过刻痕 C,以保证待测液体温度恒定.将温度计悬挂在玻璃缸内以便测量水温.

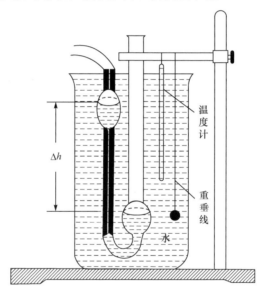

图 5-2   实验装置图

(2) 用移液管将 10mL 蒸馏水注入黏度计(注入量的多少可随黏度计不同而异),将吸耳球吸嘴插入胶管,慢慢把水吸入 Q 泡,直到上液面超过刻痕 C 为止,但不要让水进入胶管.用手捏住胶管,取下吸耳球.

(3) 松开胶管,让液面下降,当液面下降到刻痕 C 时,开始计时,下降到刻痕 D 时,终止计时,时间间隔记为 t_1.重复测量三次,并记下此时的水温 T_1.

(4) 倒掉黏度计中的蒸馏水,并用少量酒精洗涤黏度计,用过的酒精倒入回收瓶,再重复洗涤一次,然后按步骤(1)的方法放置好黏度计.

(5) 用移液管将 10mL 酒精(与蒸馏水等量)注入黏度计,按步骤(2)和步骤(3)的方法,测出酒精液面从刻痕 C 下降到刻痕 D 的时间 t_2,重复测量三次.同时记

下此时的水温 T_2(每次测量前后水温差不能超过 1℃).

(6) 用比重计分别测定水和酒精的密度 ρ_1 和 ρ_2.

(7) 将酒精倒入回收瓶,用蒸馏水把黏度计洗涤干净,将仪器恢复原状,摆放整齐.

(8) 将所有的测量数据记录在表 5-3 中.

(9) 分别计算 t_1 和 t_2 的平均值、绝对误差、平均绝对误差.

(10) 根据 T_1 的平均值. 从表 5-1 中查出相应的水的黏滞系数 η_0.

表 5-3 用奥氏黏度计测量酒精的黏滞系数

项目	次数			平均值
	1	2	3	
t_1/s				
Δt_1/s				
T_1/℃				
t_2/s				
Δt_2/s				
T_2/℃				
ρ_1 /(kg · m^{-3})				
ρ_2 /(kg · m^{-3})				
η_0/(Pa · s)				

(11) 计算酒精黏滞系数的平均值

$$\overline{\eta_x} = \frac{\rho_2 \overline{t_2}}{\rho_1 \overline{t_1}} \eta_0 = \underline{\qquad\qquad} \text{Pa} \cdot \text{s}$$

相对误差

$$E = \frac{\overline{\Delta \eta_x}}{\overline{\eta_x}} = \frac{\overline{\Delta t_1}}{\overline{t_1}} + \frac{\overline{\Delta t_2}}{\overline{t_2}} = \underline{\qquad\qquad} \%$$

平均绝对误差

$$\overline{\Delta \eta_x} = E \overline{\eta_x} = \underline{\qquad\qquad} \text{Pa} \cdot \text{s}$$

(12) 写出酒精的黏滞系数的标准表达式

$$\eta_x = \overline{\eta_x} \pm \overline{\Delta \eta_x} = \underline{\qquad\qquad} \text{Pa} \cdot \text{s}$$

(13) 根据温度 T_2,从表 5-4 中查出酒精的黏滞系数,将实验测量结果与之对照，看是否在误差范围内.

表 5-4　酒精的黏滞系数　　　　　　　（单位：×10）

温度 $T/℃$	0	5	10	15	20	25	30	35	40
黏滞系数	1.793	1.623	1.466	1.332	1.200	1.096	1.003	0.914	0.834

（表头单位：$\times 10^{-3}\text{Pa}\cdot\text{s}$）

如果测到的温度有小数部分，常用内插法进行处理. 例如，求 22.6℃时水的 η_0 值，可先查表 5-1，找到 22℃与 23℃时水的 η_0 值分别为

$$\eta_0 = 0.955\times10^{-3}\text{Pa}\cdot\text{s}$$

$$\eta_0 = 0.932\times10^{-3}\text{Pa}\cdot\text{s}$$

则 22.6℃时水的黏滞系数为

$$\eta_0 = 0.955\times10^{-3} + 0.6\times(0.932\times10^{-3} - 0.955\times10^{-3})$$

$$= 0.955\times10^{-3} + 0.6\times(-0.023\times10^{-3})$$

$$= 0.941\times10^{-3}(\text{Pa}\cdot\text{s})$$

【注意事项】

(1) 拿黏度计时要注意手持黏度计的粗端，以免损坏黏度计.

(2) 黏度计 Q 管要完全浸入水中并保持竖直，黏度计中的液体不能有气泡.

(3) 实验中不要长时间手持黏度计，以免影响黏度计中液体的温度.

【思考题】

用比较法测量黏滞系数很大的液体，如甘油，能否得到满意的结果？为什么？

二、用多管落球法测量液体的黏滞系数

【实验目的】

(1) 掌握用落球法测定液体黏滞系数的方法.

(2) 掌握实验测量中的外推法.

(3) 掌握测量误差的计算方法.

【实验原理】

在黏滞液体中下落的小球，在竖直方向受到三个力的作用：重力 w、浮力 f 和阻力 F(图 5-3).

阻力来自于附着在小球表面的液层与其相邻液层之间的内摩擦力，即黏性力.

如果小球质量均匀，在无限宽广的黏滞液体中下落时的速度较小，不会导致小球在运动过程中产生湍流，根据斯托克斯定律，这时小球所受到的阻力为

$$F = 6\pi \eta v R \qquad (5\text{-}6)$$

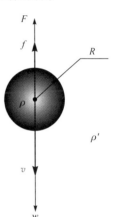

式中，η 是液体的黏滞系数，R 是小球半径，v 是小球相对于液体的速度. 由式(5-6)可知，阻力随 v 的增大而增大，当小球的速度增大到某一值 v_0 时，小球所受合力为零，即重力、浮力和阻力的合力为零，此时

$$w - f - F = 0$$

$$\frac{4}{3}\pi R^3 \rho g - \frac{4}{3}\pi R^3 \rho' g - 6\pi \eta v_0 R = 0 \qquad (5\text{-}7)$$

式(5-7)中 ρ 和 ρ' 分别表示球体和液体的密度，由式(5-7)求出液体的黏滞系数：

$$\eta = \frac{2}{9v_0} R^2 (\rho - \rho') g \qquad (5\text{-}8)$$

图 5-3 小球受力示意图

小球用直径 d 表示时，式(5-8)变为

$$\eta = \frac{1}{18v_0} d^2 (\rho - \rho') g \qquad (5\text{-}9)$$

其中，v_0 是小球在无限宽广的黏滞液体中匀速下落时的速度，称为终极速度或沉降速度.

在实际测量中，液体总是盛在有器壁的容器里而不满足无限宽广条件，那么如何获得在无限宽广的黏滞液体中小球匀速下落时的速度 v_0 呢？

本实验采用外推法，通过多管落球法在有器壁的容器里获得满足无限宽广条件的测量值. 实验中采用一组直径不同的圆管，垂直安装在同一水平底板上，在每个圆管上刻有间距为 S 的 A、B 两刻线，上刻线 A 与液面间具有适当的距离，以至于当小球下落到 A 刻线时，已是匀速运动. 依次测出同一小球通过各圆管两刻线间所需的时间 t. 若各圆管的直径用一组 D 值表示，大量的实验数据分析表明，t 与 d/D 呈线性关系. 以 t 作纵轴，d/D 作横轴，对测量的实验数据进行直线拟合，其截距为 t_0(称为下落时间的外推值，如图 5-4 所示). t_0 就是当 $D \to \infty$ 时，即在无限宽广的黏滞液体中，小球匀速下落距离 S 所需的时间，所以

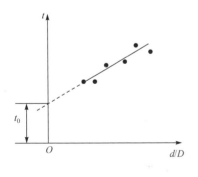

图 5-4 t-d/D 曲线

$$v_0 = \frac{S}{t_0} \tag{5-10}$$

把式(5-10)代入式(5-9)得

$$\eta = \frac{t_0}{18S}d^2(\rho - \rho')g \tag{5-11}$$

根据实验室给出的ρ、g和测量出小球直径d和黏滞液体的密度ρ'，由式(5-11)可求出液体黏滞系数η.

式(5-11)是在无限宽广的黏滞液体的情况下推导出来的. 在实际测量中，液体总是盛在有器壁的容器里而不满足无限宽广条件；除了实验采用外推法外，还可通过考虑实际的宽度和深度对黏滞系数公式进行修正，以获得在实际情况下接近无限宽广条件的液体黏滞系数修正表达式

$$\eta = \frac{(\rho - \rho')gd^2}{18v\left(1 + 2.4\dfrac{d}{D}\right)\left(1 + 3.3\dfrac{d}{2h}\right)} \tag{5-12}$$

式中，h表示容器内液体的深度.

【实验器材】

黏滞系数多管测定仪、千分尺、小钢球、磁铁、待测液体(甘油或蓖麻油)、停表、镊子、密度计、温度计.

【实验步骤】

(1) 调节安装圆管底板上的螺钉，用气泡水准仪观察，使底板水平，以保证玻璃圆管中心轴线处于竖直状态.

(2) 用千分尺测量小钢球的直径d，在不同部位共测量四次，求其平均值和平均绝对误差.

(3) 用镊子夹起测得直径的小钢球，细心地放入最细玻璃圆管的中心轴线处，使小钢球沿圆管中心轴线下落，观察小钢球的运动情况，用停表测量小钢球通过两刻线A、B间距S所需的时间t.

(4) 用磁铁将该小钢球从管中沿管壁吸出. 将该小钢球依次放入其他各圆管，测出在其他各圆管液体中下落通过两刻线A、B间距S所需的时间t，将数据记录于表5-5.

(5) 记录各圆管直径D. 用尺子测量各圆管A、B间距S.

(6) 用直角坐标纸作出t-d/D图线，用外推法，从图上求出t_0.

(7) 记录小钢球的密度 ρ；观察密度计、温度计，记录待测液体的密度 ρ' 和温度 T.

(8) 将各数据代入式(5-11)可求出液体黏滞系数 η，并计算测量误差.

(9) 计算实验结果：

$\rho =$ _____ kg·m^{-3}；$\rho' =$ _____ kg·m^{-3}；$T =$ _____ ℃.

用直角坐标纸作出 t-d/D 图线，从图上求出 $t_0 =$ _____ s,

$\overline{\eta} = \dfrac{t_0}{18S} d^2 (\rho - \rho') g =$ _____ Pa·s;

相对误差：$E = \dfrac{\overline{\Delta \eta}}{\overline{\eta}} = 2\dfrac{\overline{\Delta d}}{\overline{d}} + \dfrac{\Delta \rho'}{\rho'} + \dfrac{\Delta t}{t_0} =$ _____ %;

平均绝对误差：$\overline{\Delta \eta} = E \cdot \overline{\eta} =$ _____ Pa·s;

测量结果：$\eta = \overline{\eta} \pm \overline{\Delta \eta} =$ _____ Pa·s.

(10) 定性分析和设计"如何求出小球在无限深液体中的终极速度"的实验方案(实验提示：t 与 d/h 呈线性关系).

表5-5　小钢球下落通过两刻线 A、B 间距 S 及其所需时间 t 的测量

	圆管 1	圆管 2	圆管 3	圆管 4	圆管 5	圆管 6
圆管直径 D/mm	14.0	19.0	24.0	34.0	40.0	50.0
下落时间 t/s						
d/D						

【注意事项】

(1) 实验时，液体中应无气泡；小钢球要圆而清洁，实验前应干燥无油污.

(2) 因液体黏滞系数随温度变化较大，在实验过程中不要用手触摸管壁和小钢球；应在尽量短的时间内完成测量.

【思考题】

在用奥氏黏度计和落球法测量液体黏滞系数的实验中，引起测量误差的主要因素有哪些?

三、用单管落球法测量液体的黏滞系数

【实验目的】

(1) 观察液体的内摩擦现象，学会用落球法测量液体的黏滞系数.

(2) 掌握基本测量仪器(秒表)的使用方法.

【实验原理】

与多管实验原理相同,只是单管内液体的深度 h 远远大于小球直径 d,所以式(5-12)简化为

$$\eta = \frac{2}{9} g \cdot R^2 \frac{\rho - \rho'}{v\left(1 + 2.4\dfrac{d}{D}\right)} \tag{5-13}$$

或

$$\eta = \frac{(m - \rho'V)g}{6\pi Rv\left(1 + 2.4\dfrac{d}{D}\right)} \tag{5-14}$$

由式(5-13)或式(5-14)可以看出,只要能测出 m、V、R、ρ、D、d、v、ρ' 就可求出黏滞系数 η 值. η 的单位:在 SI 单位制中为 $N \cdot s \cdot m^{-2}$ 或帕斯卡·秒(Pa·s),在 CGS 单位制中为克·厘米$^{-1}$·秒$^{-1}$,称为泊.

【实验器材】

黏滞系数单管测定仪、待测液体(甘油或蓖麻油)、米尺、秒表、镊子、温度计、小球若干.

【实验步骤】

(1) 调节盛蓖麻油的玻璃量筒处于铅直位置. 用游标卡尺测出量筒的内径(应至少测量三个不同方向,求出平均值). 用米尺量出量筒外壁上两条标线 N_1、N_2 之间的距离 S.

(2) 用镊子夹起小钢球,放入量筒中,用秒表测出小球匀速下降通过路程 S 所需的时间 t,则

$$v = \frac{S}{t}$$

(3) 将其余的四个小球分别按照步骤(2)测出各自的速度 v.

(4) 记下每次测量时蓖麻油的温度. 蓖麻油的密度见表 5-2.

(5) 根据每个小球的数据,计算出蓖麻油的黏滞系数 η.

【注意事项】

(1) 应保持小球干净,不要用手拿小球.

(2) 蓖麻油的黏滞系数随温度的改变而发生显著变化,因此实验中不要用手或其他热源接近量筒.

(3) 数据表格自行设计.

(4) 选用标线 N_1 的位置时, 应保证小球在通过 N_1 之前已达到匀速下落. 鉴定方法, 可在 N_1 和 N_2 间取一中线 P, 如果小球通过 N_1P 和通过 N_2P 的时间相等, 即可断定为匀速运动.

(5) 应避免油滴落到实验桌上.

【思考题】

(1) 落球法测量液体黏滞系数的基本原理是什么?

(2) 如何确定小球是否做匀速下落运动?

(彭雯琦)

实验 6　液体表面张力系数的测量

一、用拉脱法测量液体表面张力系数

实验6视频资料

【实验目的】

(1) 掌握用拉脱法测量室温下液体的表面张力系数的原理.

(2) 熟悉力敏传感器的定标方法.

【实验原理】

实验6PPT

液体的表面张力是表征液体性质的一个重要参数. 拉脱法是测量液体表面张力系数常用的方法之一. 该方法的特点是, 用称量仪器直接测量液体的表面张力, 测量方法直观, 概念清楚. 用拉脱法测量液体表面张力, 对测量力的仪器要求较高, 由于用拉脱法测量液体表面的张力在 $1 \times 10^{-3} \sim 1 \times 10^{-2} \, \mathrm{N}$, 而新发展的硅压阻式力敏传感器正好能满足测量液体表面张力的需要, 且可数字信号显示, 利于计算机实时测量. 为了能对各类液体的表面张力系数的不同有深刻的理解, 在对水进行测量以后, 再对不同浓度的酒精溶液进行测量, 这样可以明显观察到表面张力系数随液体浓度的变化而变化的现象, 从而对这个概念加深理解.

测量一个已知周长的金属片从待测液体表面脱离时需要的力, 求得该液体表面张力系数的实验方法称为拉脱法. 若金属片为环状吊片, 考虑一级近似, 可以认为脱离力为表面张力系数乘上脱离表面的周长, 即

$$F = \sigma \pi (D_1 + D_2) \tag{6-1}$$

式中，F 为脱离力，D_1、D_2 分别为圆环的外径和内径，σ 为液体的表面张力系数.

硅压阻式力敏传感器由弹性梁和贴在梁上的传感器芯片组成，其中芯片由四个硅扩散电阻集成一个非平衡电桥，当外界压力作用于金属梁时，在压力作用下，电桥失去平衡，此时将有电压信号输出，输出电压大小与所加外力成正比，即

$$\Delta U = KF \tag{6-2}$$

式中，F 为外力的大小，K 为硅压阻式力敏传感器的灵敏度，ΔU 为传感器输出电压.

【实验器材】

液体表面张力系数测定仪(图 6-1)、砝码、水杯.

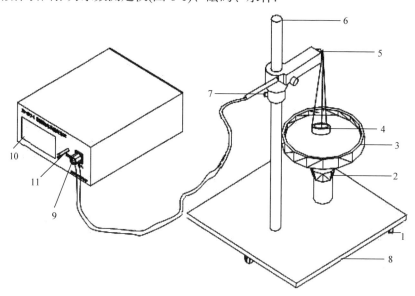

图 6-1 液体表面张力系数测定仪装置

1. 调节螺丝；2. 升降螺丝；3. 玻璃器皿；4. 吊环；5. 力敏传感器；6. 支架；7. 固定螺丝；8. 底座；9. 传感器插口；10. 数字电压表；11. 调零

【实验步骤】

1. 实验准备

(1) 开机预热，并调零.

(2) 清洗玻璃器皿和吊环.

(3) 在玻璃器皿内放入被测液体并安放在升降台上(玻璃器皿底部可用双面胶与升降台面贴紧固定).

(4) 调整力传感器的高度至适当位置，将小砝码盘挂在力敏传感器的钩上.

(5) 若整机已预热 15min 以上，可对力敏传感器定标，在加砝码前可对仪器调零(不调零也可以)，安放砝码时用镊子小心取放，动作应尽量轻，砝码盘晃动停止之后，方可读数.

(6) 换吊环前应先测定吊环的内外直径，并注意调整吊环的水平度，就是吊线的长度. 可通过吊线的活动结调整吊线长度. 然后挂上吊环，在测定液体表面张力系数过程中，以顺时针转动升降台大螺帽时液体液面上升，可观察到液体产生的浮力与张力的情况与现象. 当环下沿部分均浸入液体中时，改为逆时针转动该螺帽，这时液面往下降(或者说相对吊环往上提拉)，观察环浸入液体中及从液体中拉起时的物理过程和现象. 特别应注意吊环即将拉断液柱前一瞬间数字电压表读数值为 U_1，拉断时瞬间数字电压表读数为 U_2. 记下这两个数值.

液体表面张力测定仪包括硅扩散电阻非平衡电桥的电源和测量电桥失去平衡时输出电压大小的数字电压表. 其他装置包括铁架台、微调升降台、装有力敏传感器的固定杆、盛液体的玻璃皿和圆环形吊片，实验证明，当环的直径在 3cm 附近而液体和金属环接触的接触角近似为零时，运用公式(6-1)测量各种液体的表面张力系数的结果较为正确.

2. 力敏传感器的定标

每个力敏传感器的灵敏度都有所不同，在实验前，应先将其定标，定标步骤如下：

(1) 打开仪器的电源开关，将仪器预热.

(2) 在传感器梁端头小钩中，挂上砝码盘，调节调零旋钮，使数字电压表显示为零.

(3) 在砝码盘上分别放置如 0.5g、1.0g、1.5g、2.0g、2.5g、3.0g 等质量的砝码，记录相应这些砝码力 F 作用下，数字电压表的读数值 U，数据记录在表 6-1 中.

表 6-1　传感器灵敏度测量表

砝码/g	0.500	1.000	1.500	2.000	2.500	3.000
电压/mV						

注：经最小二乘法拟合得 $K=$ _____mV/N，相关系数 $r =$ _____.

(4) 用最小二乘法作直线拟合，求出传感器灵敏度 K.

3. 环的测量与清洁

(1) 用游标卡尺测量金属圆环的外径 D_1 和内径 D_2.

(2) 环的表面状况与测量结果有很大的关系，实验前应将金属环状吊片在 NaOH 溶液中浸泡 20～30s，然后用净水洗净.

4. 液体的表面张力系数测量

(1) 将金属环状吊片挂在传感器的小钩上，调节升降台，将液体升至靠近环片的下沿，观察环状吊片下沿与待测液面是否平行，如果不平行，将金属环状片取下后，调节吊片上的细线，使吊片与待测液面平行.

(2) 调节容器下的升降台，使其渐渐上升，将环片的下沿部分全部浸没于待测液体，然后反向调节升降台，使液面逐渐下降，这时，金属环片和液面间形成一环形液膜，继续下降液面，测出环形液膜即将拉断前一瞬间数字电压表读数值 U_1 和液膜拉断后一瞬间数字电压表读数值 U_2，数据记录在表 6-2 中.

表 6-2　水的表面张力系数的测量表

编号	U_1/mV	U_2/mV	ΔU/mV	F/N	σ/(N·m^{-1})
1					
2					
3					
4					
5					

注：金属环外径 D_1=_____cm，内径 D_2=_____cm，水的温度 t =_____℃.

(3) 将实验数据代入公式(6-1)和(6-2)，求出液体的表面张力系数，并与表 6-3 所示标准值进行比较.

表 6-3　水的表面张力系数的标准值

水温 t/℃	10	15	20	25	30
σ/(N·m^{-1})	0.07422	0.07322	0.07275	0.07197	0.07118

【注意事项】

(1) 本实验读数时一定要严格把控读数的时刻，比如拉断环形膜的瞬间读数.
(2) 传感器灵敏度测量时，注意数据处理方式.

【思考题】

(1) 金属圆环浸入水中，然后轻轻提起到底面与水面相平时，分析金属圆环在竖直方向的受力.

(2) 本实验影响测量的主要因素有哪些? 这些因素使 σ 偏大还是偏小?

(罗明艳)

二、用约利弹簧秤测量液体表面张力系数

【实验目的】

(1) 了解约利弹簧秤结构,学会使用方法.

(2) 掌握约利弹簧秤测量液体表面张力系数的方法和原理.

【实验原理】

液体表面张力 f 的大小和分界线的长度 L 成正比, $f = \sigma L$, σ 为表面张力系数,其单位是 $\mathrm{N \cdot m^{-1}}$.

将金属丝框浸入水中,然后慢慢地拉起,金属丝框内形成一层薄膜,如图 6-2(a) 所示. 此时金属丝框受三个力的作用:弹簧拉力 F 向上、框的重力 W 向下和液膜的表面张力 $2f$.

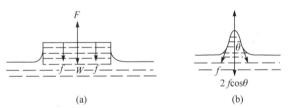

图 6-2　π形金属丝框受力示意图

力的平衡方程为

$$F = 2f\cos\theta + W$$
$$= 2\sigma L\cos\theta + W \tag{6-3}$$

式中, θ 是接触角(图 6-2(b)), L 是线框的宽度. 慢慢地将 π 形框向上拉动时,角 θ 逐渐变小,当液膜被拉脱的瞬间, θ 变为 0,故上式可写为

$$\sigma = \frac{F - W}{2L} \tag{6-4}$$

上述测量液体表面张力系数的方法通常也称为拉脱法.

根据胡克定律,弹簧的拉力与弹簧的伸长 Δx 成正比. 即

$$F - W = k\Delta x \tag{6-5}$$

k 为弹簧的劲度系数. 把式(6-5)代入式(6-4)得

$$\sigma = \frac{k\Delta x}{2L} \tag{6-6}$$

如果测得 k、Δx、L,则液体的表面张力系数就可用式(6-6)求得.

表面张力系数与液体的种类、纯度及温度有关. 液体的温度越高,σ 值越小;液体所含杂质越多,σ 值也越小. 只要上述条件保持一定,σ 就可视为常量.

【实验器材】

约利弹簧秤、砝码、π 形金属丝框、玻璃杯、温度计、游标卡尺、酒精灯、镊子、蒸馏水.

约利弹簧秤实际是一个精细的弹簧秤,用于测量微小的力. 如图 6-3 所示,其中 A 为金属圆筒,它的上端装有游标尺 C,A 内套装一金属杆 B,B 上端刻有毫米分度的主尺,与游标 C 组成游标尺. 调节螺旋 D 可使 B 杆上升或下降,升降长度可从游标尺上读出. 弹簧 E 悬挂在 B 的上端横杆 M 上,弹簧的下端挂一平面反射镜 F,称为指标镜. 镜面上有三条刻线,穿过固定在支架 A 上的垂直玻璃管 G 内,G 称为指标管,管上也有一条水平刻线. 指标镜下端可挂砝码盘或 π 形金属丝框等. 托盘平台 H 用紧固夹 N 固定在 A 杆下部. 实验时玻璃板置于托盘平台 H 上,沿 A 杆上下移动紧固夹 A 可以调节 H 高度. 调节螺旋 R 可使 H 上下微动.

上升 B 杆或上下移动指标管 G 使指标镜上的中间刻线、指标管上的刻线及其在指标镜内的像三者重合时,指标管和指标镜上的两条线才在同一水平面上,此时就可从游标尺上读数.

【实验步骤】

1. 测量弹簧的劲度系数 k

(1) 按图 6-3 所示安装好仪器. 指标镜穿过指标管. 若指标镜与指标管接触,可调节三脚架上的水平螺丝,保证指标镜在指标管内上下移动不受阻碍. 在 F 的下端挂上砝码盘,调节 D 可上下移动指标管 G,使 F、G 的刻线及 G 上的刻线在指标镜中重合(以下简称三线重合),记下此时游标尺上的读数 x_0,即为零点读数.

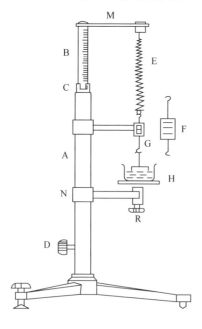

图 6-3 约利弹簧秤

(2) 在砝码盘上加 0.50g 砝码, 弹簧被拉长, 指标镜 F 下降, 调节 D(保持指标管的位置不变), 使 B 杆上升, 实现三线重合. 记下此时游标尺上的读数 x_1.

(3) 在砝码盘中依次加 1.00g、1.50g、2.00g 的砝码. 重复步骤(2)分别测出 x_2、x_3、x_4.

2. 测量水的表面张力系数

(1) 用水冲洗玻璃杯, 把蒸馏水倒入杯内并置于托盘平台 H 上.

(2) 用游标卡尺测量 π 形金属丝框的宽度 L. 用镊子夹住金属丝框, 放在酒精灯火焰上烧红去污, 以后不得用手触摸, 冷却后把它挂在指标镜 F 下端.

(3) 移动指标管 G, 固定在适当位置. 调节螺旋 D 使三线重合, 记下此时游标尺上的读数 x_0.

(4) 旋转螺旋 R, 使平台 H 上升到 π 形金属丝框全部浸入水中为止. 再用左手慢慢转动 R, 使平台 H 下降; 右手慢慢转动 D, 使得 B 杆上升. 这时 π 形金属丝框将慢慢拉起一层膜. 在操作过程中必须保持三线重合, 直至液膜被拉断为止. 这时游标尺上的读数为 x_1.

(5) 重复步骤(3)和(4)多次, 记下游标尺上的读数 $x_2, x_3, x_4, \cdots$, 并记下当时的水温 t.

3. 数据记录与处理

(1) 将测量弹簧的劲度系数实验中测得的砝码质量 m_i、游标尺读数 x_i、弹簧伸长量 $\Delta x_i = x_i - x_0$, 以及计算所得的劲度系数 k 及其平均值 $\bar{k}$ 记录在自己设计的表格中.

(2) 将测量水的表面张力系数实验中, 测得的水温 t、金属丝框的宽度 L, 游标尺起点读数 x_{0i}. 游标尺读数 x_i, 以及计算得出的弹簧伸长量 $\Delta x_i = x_i - x_{0i}$、表面张力系数 σ_i 及其平均值 $\bar{\sigma}$ 记录在自己设计的表格中. 以表 6-4 中水的表面张力系数作为标准值, 计算出绝对误差和相对误差并写出实验结果.

表 6-4　不同温度下水的表面张力系数 σ　　　　(单位: ×10⁻³N·m⁻¹)

温度/℃	0	1	2	3	4	5	6	7	8	9
0	75.64	75.50	75.36	75.21	75.07	74.93	74.79	74.65	74.50	74.36
10	74.22	74.07	73.93	73.78	74.63	73.49	73.34	73.19	73.04	72.90
20	72.75	72.59	72.44	72.28	72.12	71.97	71.81	71.65	71.49	71.34
30	71.18	71.02	70.86	70.69	70.53	70.37	70.21	70.05	69.88	69.72

【注意事项】

(1) 水不能被污染, 否则影响测量结果. 玻璃杯、金属丝框经过清洗处理后要保持洁净，且不许用手触摸.

(2) 弹簧要轻拿轻放. 使用时切勿超负荷，以免损坏. 调节弹簧时，动作一定要慢，防止仪器振动，特别是水膜要破裂时，要倍加注意.

【思考题】

(1) 实验中如何做，才能保证液膜被拉断时保持三线重合？
(2) 引起实验结果误差的因素有哪些？

(闫冰)

实验 7　空气中声波速度的测定

一、可闻声速的测定

实验7视频资料

【实验目的】

(1) 了解共鸣管中声波驻波形成的原理.
(2) 熟悉测量不同频率的可闻声波的声速.

实验7PPT(一)

【实验原理】

当喇叭发出声响时，声波沿玻璃管轴向传播，到达水面时便反射回来. 由于水对空气而言是波密介质，声波在反射时发生了"半波损失"，即在水面反射处反射声波与入射声波的相位改变为π. 由于反射波与入射波是相干波，所以在玻璃管的空气柱内发生相干叠加.

设管口处为坐标原点，沿玻璃管轴线向下为 x 轴正向，管中水面到管口的空气柱长为 L，声波波长为 λ，则管中入射波和反射波的波方程分别为

$$y_1 = A\cos\left(\omega t - \frac{2\pi x}{\lambda}\right) \tag{7-1}$$

$$y_2 = A\cos\left(\omega t - \frac{2\pi(2L-x)}{\lambda} + \pi\right) \tag{7-2}$$

式(7-2)中的 π 是反射时的半波损失引起的相位突变. 管内合成的声波为

$$y = y_1 + y_2 = 2A\cos\left[\frac{2\pi(L-x)}{\lambda} - \frac{\pi}{2}\right]\cos\left(\omega t - \frac{2\pi L}{\lambda} + \frac{\pi}{2}\right) \tag{7-3}$$

这是驻波方程，表明管内形成了驻波. 各点的振幅为

$$\left| 2A\cos\left[\frac{2\pi(L-x)}{\lambda} - \frac{\pi}{2} \right] \right|$$

可见振幅是空气柱长 L 和位置 x 的函数. 在空气柱长 L 一定的情况下，坐标 x 满足

$$x = L - (2K+1)\frac{\lambda}{4} \qquad (K=0,1,2,\cdots) \tag{7-4}$$

的各点振幅最大，称为波腹.

而坐标 x 满足

$$\frac{2\pi(L-x)}{\lambda} - \frac{\pi}{2} = (2K+1)\frac{\pi}{2} \qquad (K=0,1,2,\cdots)$$

即

$$x = L - (K+1)\frac{\lambda}{2} \tag{7-5}$$

的各点振幅最小，称为波节. 由式(7-4)可知，管口处($x=0$)为波腹时，空气柱长 L 应满足的条件为

$$L = (2K+1)\frac{\lambda}{4} \qquad (K=0,1,2,\cdots) \tag{7-6}$$

此时，管口处振动最强，这一现象称为共鸣.

当 $K=0$, $L_0 = \lambda/4$ 时，称"基音共鸣". 对应于 $K=1,2,3,\cdots$ 的共鸣称为"倍音共鸣"，相应空气柱的长度为 $L_1 = 3\lambda/4$, $L_2 = 5\lambda/4$, $L_3 = 7\lambda/4$, $\cdots$，如图 7-1 所示.

$$L_K - L_{K-1} = (2K+1)\frac{\lambda}{4} - (2K-1)\frac{\lambda}{4} = \frac{\lambda}{2}$$

相邻两次共鸣的空气柱长度之差为

$$\lambda = 2(L_K - L_{K-1})$$

设各次共鸣时水面位置的读数为 x_0, x_1, x_2, $\cdots$，则

$$\lambda = 2(x_K - x_{K-1}) \tag{7-7}$$

实验时只要读出相邻两次共鸣时的水面位置，即可从式(7-7)得到波长 λ. 于是空气中声速为

$$u = 2\nu(x_K - x_{K-1}) \qquad (\nu \text{为音频信号频率}) \tag{7-8}$$

【实验器材】

实验测试架共振管(图 7-2)、音频信号发生器(图 7-3).

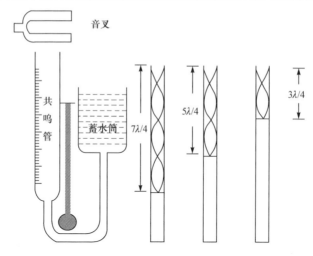

图 7-1 共鸣管特征图

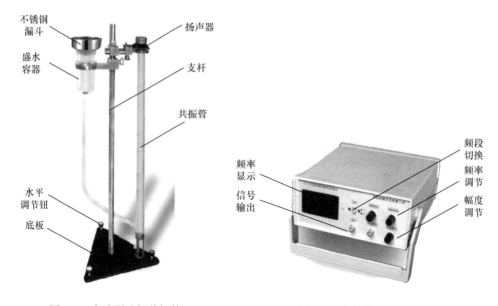

图 7-2 实验测试架共振管   图 7-3 音频信号发生器

【实验步骤】

(1) 将小喇叭口正对玻璃管口, 其间距离约 1cm. 接通音频信号发生器电源, 调节输出频率为 600Hz, 调节输出电平, 使小喇叭发出刚能听见时的小声音(不可太大, 否则, 容易振坏喇叭纸盆, 另一方面共鸣现象也不明显).

(2) 调节盛水筒高度, 使玻璃管中水面上升到离管口约 3cm(注意不要让水流出). 调节水桶高度使玻璃管中水面缓慢下降，同时倾听小喇叭的声响会由弱渐渐变强，到某处达最强，水面再下降时声响将随之变弱. 水面继续下降将会出现几次共鸣，粗略记下几次共鸣时的水面位置，反复熟悉几次.

(3) 将水面提到第一次共鸣位置，细心调节水面，使其从上下两边渐渐靠近声响最大处，记下声响最大时水面位置读数.

(4) 使水面下降，重复步骤(3)，测出第二次、第三次共鸣时水面的准确位置 x_1 和 x_2.

(5) 改变信号发生器的输出频率为 800Hz、1000Hz，重复步骤(3)、(4)，再测出相应 x_0、x_1、x_2，记录数据在表 7-1.

表 7-1　数据记录表

ν/Hz	x_0/m	x_1/m	x_2/m	λ/m	$u=2\nu(x_K-x_{K-1})$ (m·s^{-1})	
					$u_{10}=2\nu(x_1-x_0)$	$u_{21}=2\nu(x_2-x_1)$
600						
800						
1000						

(6) 记下室温.

【注意事项】

(1) 进行完实验后，仪器应及时清洁，特别是及时倒掉不用的水. 倒水时可以将盛水容器降下来，取出后慢慢倾倒.

(2) 使用完毕后应拧紧实验测试架上的相关旋钮.

(3) 信号源应断电，并拔下电源插头.

【思考题】

(1) 当空气柱长 $L \neq (2K+1)\dfrac{\lambda}{4}$ 时，空气柱中是否形成驻波？

(2) 能否通过改变频率来测量声速？

(罗明艳)

二、超声声速的测定

【实验目的】

(1) 掌握通过测量机械波波长求得波传播速度的基本原理.

实验7PPT(二)

(2) 熟悉用驻波法和比较相位法测定超声波声速的原理和基本方法.

(3) 了解超声波的产生、检测及驻波形成的基本原理.

【实验原理】

1. 驻波的形成及测定超声波的声速

机械振动在弹性介质中的传播形成机械波. 波在介质中的传播速度 v 完全由介质的物理性质所决定. 它和波长 λ 及波源的频率 ν 有如下关系：

$$v = \lambda \nu \tag{7-9}$$

本实验采用驻波法测量超声波在空气中的传播速度.

一列波以某一频率在介质中沿一直线传播时，若遇到障碍，就在其界面处以相同的频率、振幅和振动方向沿同一直线反射回来，当满足一定条件时，两列波叠加而成驻波，其波动方程为

$$y = 2A\cos 2\pi \frac{x}{\lambda}\cos 2\pi \nu t \tag{7-10}$$

从式(7-10)中可以看出，当形成驻波时，驻波上的各点都在做振幅为 $\left|2A\cos 2\pi \dfrac{x}{\lambda}\right|$、频率为 ν 的简谐振动,各点的振幅随着离原点的距离 x 的不同而有规律地变化. 其中某些点，如 $x = k\dfrac{\lambda}{2}$ (k=0，±1，±2，…)的合振动始终加强，其振幅为 $2A$，这些点称为波腹；而另一些点，如 $x = (2k+1)\dfrac{\lambda}{4}$ (k=0，±1，±2，…)的振幅为零，这些点称为波节. 相邻两波节或两波腹间的距离为半个波长.

波在发生反射的界面处形成波节还是波腹，取决于两种介质的密度. 如果波由波疏介质向波密介质传播，则在界面处反射波相对入射波产生 π 相位的突变，因此在界面处叠加后形成波节，反之形成波腹. 可见，形成驻波的条件是发射面和反射面之间的距离必须为半个波长的整数倍.

要在空气中形成驻波，可按图 7-4 所示的基本装置进行操作. 其中 A、B 是压电换能系统. 把 A 作为平面声波发生器，B 作为反射界面和接收器，A、B 两系统的端面相向且严格平行. 当 A、B 两端面间的距离 $L = n\lambda/2$ (n=1,2,3,…)时，压电换能系统 A 所产生的平面声波和 B 端面产生的反射声波相互叠加，在压电换能系统 A、B 两端面间形成驻波，且 A、B 两端面处为波节. 若两端面间的距离 $L \neq n\lambda/2$，则不能形成驻波.

在驻波中，波腹处的声压幅值(气体因声波传播而产生的附加压强)最小，波节处声压幅值最大，故可从 B 端面处声压幅值的变化来判断驻波是否形成. 当压

电换能系统 A、B 两端面间的距离为 $L = n\lambda/2$ ($n = 1, 2, 3, \cdots$) 时，B 端面处的声压幅值最大，此时 A、B 两端面间形成驻波. 增大 AB 两端的距离，使 B 端面处的声压幅值减小，直到 A、B 两端面间的距离增大到 $L' = (n+1)\lambda/2$ 时，B 端面处的声压幅值又达到最大，此时 A、B 两端面间又形成驻波. 从上面两式可得

$$\lambda = 2(L' - L) = 2\Delta L$$

由此可知，在实验中只要精确地测出形成驻波时不同的 L 值，算出相邻 ΔL 的平均值，即可得到确定的波长 λ. 从而由式(7-9)计算出声速 v.

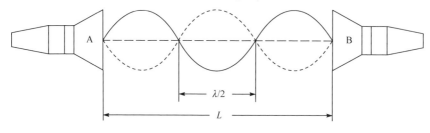

图 7-4　驻波的形成

2. 通过比较相位测定超声波波长

首先介绍一下李萨如图形的形成. 设有一个质点同时参与两个同频率、同振幅的互相垂直的简谐振动，它们的振动方程分别为

$$x = A\cos(\omega t + \varphi_1) , \qquad y = A\cos(\omega t + \varphi_2)$$

整合两式消去 t，得

$$x^2 + y^2 - 2xy\cos(\varphi_2 - \varphi_1) = A^2\sin^2(\varphi_2 - \varphi_1) \tag{7-11}$$

这就是合振动的轨迹方程，通过仪器可观察到的这个轨迹图形即为李萨如图形.

(1) 如果两个简谐振动的初相位相同 ($\varphi_2 - \varphi_1 = 0$)，则式(7-11)为

$$x^2 + y^2 - 2xy = 0 \quad 即 \quad y = x$$

合振动的轨迹是一条斜率为 1 的直线，质点就在这条直线上来回做简谐振动，如图 7-5(a)所示. 简谐振动方程为 $S = \sqrt{2}A\cos(\omega t + \varphi)$.

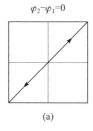
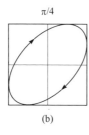
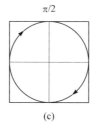
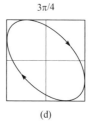

(a)　　　　　　　　(b)　　　　　　　　(c)　　　　　　　　(d)

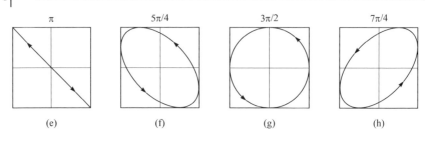

$$\pi \qquad\qquad 5\pi/4 \qquad\qquad 3\pi/2 \qquad\qquad 7\pi/4$$

$$(e) \qquad\qquad (f) \qquad\qquad (g) \qquad\qquad (h)$$

图 7-5 两个同振幅、同频率且互相垂直的简谐振动合成

(2) 当两振动的相位差为 $\pi/2$ 或 $3\pi/2$ 时，式(7-11)化为

$$x^2 + y^2 = A^2$$

这时合振动的轨迹是一个半径为 A 的圆，如图 7-5(c)和(g)所示.

(3) 当两振动的相位差 $\varphi_2 - \varphi_1 = \pi$ 时，式(7-11)化为

$$x^2 + y^2 + 2xy = 0 \qquad 即 \qquad y = -x$$

合振动的轨迹为一条斜率为 -1 的直线，它的振幅也是 $\sqrt{2}A$，如图 7-5(e)所示.

(4) 当相位差是其他的角度时，合振动的轨迹为椭圆，如图 7-5(b)、(d)、(f)、(h)所示.

如果在图 7-4 中，发射器 A 与接收器 B 的距离为 $L = n\lambda/2 \,(n = 1, 2, 3, \cdots)$，发射器 A 处的电信号与接收器 B 处的电信号同一时间振动的相位差一定是 0 或 π. 如果使两信号在垂直方向上叠加，其合振动信号轨迹应该是一条直线，如图 7-5(a)和(e)所示.

实验过程中通过改变距离 L，利用双踪示波器的垂直叠加功能观察李萨如图形，便可知 A、B 间振动相位差的变化. 例如，当李萨如图形从图 7-5(a)变化到(e)时，相位差改变 π，说明相应 L 改变半个波长，同样可求出波长 λ，再由式(7-9)求出声速 v.

【实验器材】

超声声速测定仪、信号发生器、示波器、毫伏表(可选)和温度计.

超声声速测定仪是由压电换能系统 A 和 B、游标尺、固定支架等部件组成的，如图 7-6 所示. 压电换能系统是将声波(机械振动)和电信号进行相互转换的装置，它的主要部件是压电换能片. 当输入一个电信号时，压电换能系统 A 按电信号的频率做机械振动，成为声源，进而带动空气分子振动产生平面声波. 当压电换能系统 B 接收到机械振动时又会将机械振动转换为电信号. 压电换能系统 A 作为平面声波发生器，固定于支架上，电信号由信号发生器输入. 压电换能系

统 B 作为声波信号的接收器和反射面，固定于游标尺的游标上，系统 A 和 B 之间的距离由螺旋测微计直接读出，压电换能系统 B 转换的电信号由毫伏表指示或利用示波器观察. 为了在压电换能系统 A、B 端面间形成驻波，两端面必须严格平行.

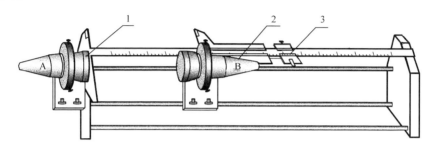

图 7-6　超声声速测定仪

1. 压电换能系统发射端 A；2. 压电换能系统接收端 B；3. 游标尺

支架的结构采取了减振措施，能有效地隔离两系统间通过支架而产生的机械振动耦合，从而避免了声波在支架中传播而引起的测量误差.

【实验步骤】

1. 驻波法

(1) 按图 7-7 实线部分连接各仪器. 用屏蔽导线将压电换能系统 A 的输入端与信号发生器的输出端连接，将示波器(或毫伏表)的输入端接在压电换能系统 B 的输出端上. 根据需要适当调节示波器.

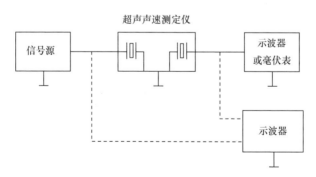

图 7-7　实验装置图

(2) 调节超声声速测定仪上的微调螺旋，使两只换能器端面靠近，但不可接触，否则会使换能器损坏.

(3) 打开信号发生器电源开关，调节信号发生器频率调节旋钮，按换能器谐振频率值(制造换能器时确定的，由实验室给出)确定信号发生器的频率大小，选择正弦波形输出，调节输出信号电压幅值使其大小适中.

(4) 接通示波器电源，调节辉度使光亮度适中，调节聚焦使光斑小而清晰，调整扫描范围和扫描微调旋钮，使荧光屏上显示的波形稳定，调整 y 轴增益旋钮，使波形的大小适中.

(5) 极缓慢地调节超声声速测定仪上的微调螺旋，使压电换能系统 B 缓慢地离开压电换能系统 A，同时观察示波器上波形幅度的变化，每当出现波形幅度最大值时，读出压电换能系统 B 的位置(即波节处)读数，并做好记录. 相邻位置读数差值就是待测超声波波长的一半. 可以不间断地连续测量 10 个数据，填入数据记录表 7-2. 以上现象也可通过毫伏表来替代示波器观察.

2. 比较相位法

(1) 用屏蔽导线将压电换能系统 B 的输出端与示波器 y 轴输入端相连接，信号发生器的输出端同时连接压电换能系统 A 的输入端和示波器的 x 轴输入端(如图 7-7 虚线部分).

(2) 接通示波器电源，适当调节 x、y 轴增益旋钮，同时调节微调螺旋改变压电换能系统 B 的位置，使示波器荧光屏上出现正圆形李萨如图形，表明此时两信号相位差为 $\pi/2$ 或 $3\pi/2$.

(3) 连续调节微调旋钮，移动压电换能系统 B，两个分振动的相位差将随 B 的移动而连续变化，合振动轨迹将按图 7-5 所示的顺序变化，依次循环. 调节并观察这一现象.

(4) 调节压电换能系统 B 的位置并适当调节示波器上的 x、y 轴增益旋钮，直至李萨如图形为一个接近 45°角的直线，说明此时系统 A 和 B 两端信号的相位差为 0 或 π. 继续缓慢移动 B 以及调节示波器上的 y 轴增益旋钮(考虑到随 AB 间距离的增加，y 轴上信号会逐渐衰减)，直到再出现与第一次倾角近似垂直的 45°角直线，说明 B 移动了半个波长的距离. 按上述每移动半个波长记录一次 B 的位置读数. 可连续记录 10 个读数，填入表 7-2 的数据记录表中.

用逐差法处理上述两种实验方法测得的位置读数，分别计算出超声波波长的平均值从而由式(7-9)求得它在空气中的声速 $v_{实}$.

声波在弹性介质中传播的速度，不仅与介质的物理性质密切相关，而且还与温度有关. 读取温度计，记录室温. 表 7-3 中给出不同温度下干燥空气中的声速. 本实验可以用上述测得的 $v_{实}$ 与表 7-3 中相应声速数据 $v_{理}$ 进行比较，计算出相对误差值.

表 7-2　数据记录表

$(v = \underline{\hspace{2cm}}$ kHz；$t = \underline{\hspace{2cm}}$℃；$v_{理} = \underline{\hspace{2cm}}$ m·s^{-1})　　（单位：mm）

	1	2	3	4	5	6	7	8	9	10
L										
ΔL										

计算平均值 $\overline{\Delta L}$，然后代入公式 $v_{实} = \lambda v = 2\overline{\Delta L} \cdot v$，求出超声波传播速度的实验值. 最后求出实验的相对误差：$E_{c} = \dfrac{|v_{实} - v_{理}|}{v_{理}} \times 100\%$.

表 7-3　不同温度下干燥空气中的声速

温度 t/℃	$v_{理}$/(m·s^{-1})	温度 t/℃	$v_{理}$/(m·s^{-1})	温度 t/℃	$v_{理}$/(m·s^{-1})
0.5	331.750	11.0	338.053	21.5	344.274
1.0	332.050	11.5	338.355	22.0	344.539
1.5	332.359	12.0	338.652	22.5	344.830
2.0	332.661	12.5	338.949	23.0	345.125
2.5	332.963	13.0	339.216	23.5	345.414
3.0	333.265	13.5	339.542	24.0	345.705
3.5	333.567	14.0	339.838	24.5	345.997
4.0	333.868	14.5	340.134	25.0	346.286
4.5	334.199	15.0	340.429	25.5	346.576
5.0	334.470	15.5	340.724	26.0	346.866
5.5	334.770	16.0	341.019	26.5	347.156
6.0	335.071	16.5	341.314	27.0	347.445
6.5	335.370	17.0	341.609	27.5	347.735
7.0	335.670	17.5	341.903	28.0	348.024
7.5	335.970	18.0	342.197	28.5	348.313
8.0	336.269	18.5	342.490	29.0	348.601
8.5	336.588	19.0	342.734	29.5	348.889
9.0	336.866	19.5	343.077	30.0	349.177
9.5	337.165	20.0	343.370	30.5	349.465
10.0	337.463	20.5	343.663	31.0	349.753
10.5	337.760	21.0	343.955	31.5	350.040

【注意事项】

(1) 采用屏蔽导线作为连接线，注意保持良好接地，尽量减小干扰信号.

(2) 两个压电换能系统端面间的距离不能太远，避免由于距离衰减使信号减弱，从而产生较大的测量误差.

(3) 注意利用等距读数这一已知条件进行信号最大值的正确判断.

(4) 应缓慢地调节微调螺旋并确保两压电换能器的端面不可接触，调节时应遵从由近到远的原则.

【思考题】

(1) 在本实验装置中驻波是怎样形成的?

(2) 为什么在测 L 时不测量波腹间的距离, 而要测量波节间的距离?

(3) 压电换能系统所在位置是两列波在空气中的叠加, 为什么示波器中能显示出正弦波信号?

(张宇)

实验 8　金属比热容的测量

实验8PPT

【实验目的】

(1) 了解金属的冷却速率和它与环境温差的关系.

(2) 熟悉用牛顿冷却定律的冷却法测定金属或液体的比热容原理.

(3) 掌握用冷却曲线测量各种金属在不同温度下的比热容.

【实验原理】

单位质量的物质, 其温度升高 1K(或 1℃)所需的热量称为该物质的比热容, 其值随温度而变化. 将质量为 M_1 的金属样品加热后, 放到较低温度的介质(如室温的空气)中, 样品将会逐渐冷却. 其单位时间的热量损失 $\left(\Delta Q \middle/ \Delta t \right)$ 与温度下降的速率成正比, 于是得到下述关系式:

$$\frac{\Delta Q}{\Delta t} = c_1 M_1 \frac{\Delta T_1}{\Delta t} \tag{8-1}$$

式(8-1)中 c_1 为该金属样品在温度 T_1 时的比热容, $\dfrac{\Delta T_1}{\Delta t}$ 为金属样品在 T_1 时的温度下降速率, 根据冷却定律有

$$\frac{\Delta Q}{\Delta t} = \alpha_1 S_1 (T_1 - T_0)^m \tag{8-2}$$

式(8-2)中 α_1 为热交换系数, S_1 为该样品外表面的面积, m 为常数, T_1 为样品的温度, T_0 为周围介质的温度. 由式(8-1)和(8-2), 可得

$$c_1 M_1 \frac{\Delta T_1}{\Delta t} = \alpha_1 S_1 (T_1 - T_0)^m \tag{8-3}$$

同理，对质量为 M_2，比热容为 c_2 的另一种金属样品，可用同样的表达式：

$$c_2 M_2 \frac{\Delta T_2}{\Delta t} = \alpha_2 S_2 (T_2 - T_0)^m \tag{8-4}$$

由式(8-3)和(8-4)，可得

$$\frac{c_2 M_2 \dfrac{\Delta T_2}{\Delta t}}{c_1 M_1 \dfrac{\Delta T_1}{\Delta t}} = \frac{\alpha_2 S_2 (T_2 - T_0)^m}{\alpha_1 S_1 (T_1 - T_0)^m}$$

所以

$$c_2 = c_1 \frac{M_1 \dfrac{\Delta T_1}{\Delta t}}{M_2 \dfrac{\Delta T_2}{\Delta t}} \frac{\alpha_2 S_2 (T_2 - T_0)^m}{\alpha_1 S_1 (T_1 - T_0)^m}$$

假设两样品的形状尺寸都相同(如细小的圆柱体)，即 $S_1 = S_2$；两样品的表面状况也相同(如涂层、色泽等)，而周围介质(空气)的性质当然也不变，则有 $\alpha_1 = \alpha_2$. 于是当周围介质温度不变(即室温 T_0 恒定)，两样品又处于相同温度 $T_1 = T_2 = T$ 时，上式可以简化为

$$c_2 = c_1 \frac{M_1 \left(\dfrac{\Delta T}{\Delta t} \right)_1}{M_2 \left(\dfrac{\Delta T}{\Delta t} \right)_2} \tag{8-5}$$

如果已知标准金属样品的比热容 c_1、质量 M_1；待测样品的质量 M_2 及两样品在温度 T 时的冷却速率之比，就可以求出待测金属材料的比热容 c_2. 几种金属材料的比热容见表 8-1. ($1\text{cal} \cdot \text{g}^{-1} \cdot ℃^{-1} = 4186.8\text{J} \cdot \text{kg}^{-1} \cdot \text{K}^{-1}$)

表 8-1　比热容值

温度/℃	比热容 /(cal·g⁻¹·℃⁻¹)		
	c_{Fe}	c_{Al}	c_{Cu}
100	0.110	0.230	0.0940

【实验器材】

本实验装置由比热容加热仪(图 8-1)和测试仪组成. 比热容加热仪的加热装置可通过调节轮自由升降. 被测样品安放在有较大容量的防风圆筒即样品室内的底座上，测温热电偶放置于被测样品内的小孔中. 当加热装置向下移动到底后，对被测样品进行加热；样品需要降温时则将加热装置移上. 仪器内设有自动

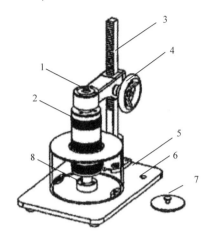

图 8-1 冷却法测金属比热容加热仪
1. 加热插座；2. 防护罩；3. 立柱；4. 手轮；
5. 底板；6. 热电偶插座；7. 隔热盖；8. 底座

控制限温装置，防止因长期不切断加热电源而引起温度不断升高.

测量试样温度采用常用的铜-康铜做成的热电偶(其热电势约为 $0.0410 \text{mV} \cdot \text{℃}^{-1}$)，将热电偶的冷端置于冰水混合物中，带有测量扁叉的一端接到测试仪的"输入"端. 热电势差的二次仪表由高灵敏、高精度、低漂移的放大器放大，加上满量程为 20mV 的三位半数字电压表组成. 这样当冷端为冰点时，由数字电压表显示的 mV 数查表即可换算成对应的待测温度值.

【实验步骤】

开机前先连接好加热仪和测试仪，共有加热四芯线和热电偶线两组线.

(1) 选取长度、直径、表面光洁度尽可能相同的三种金属样品(铜、铁、铝)，用物理天平或电子天平称出它们的质量 M_0. 再根据 $M_{Cu} > M_{Fe} > M_{Al}$ 这一特点，把它们区别开来.

(2) 使热电偶端的铜导线与数字表的正端相连；冷端铜导线与数字表的负端相连. 当样品加热到 150℃(此时热电势显示约为 6.1mV)时，切断电源移去加热源，样品继续安放在与外界基本隔绝的有机玻璃圆筒内自然冷却(筒口须盖上盖子)，记录样品的冷却速率 $\left(\dfrac{\Delta T}{\Delta t}\right)_{T=100℃}$. 具体做法是记录数字电压表上示值约从 $E_1 = 4.20 \text{mV}$ 降到 $E_2 = 4.00 \text{mV}$ 所需的时间 Δt (因为数字电压表上的值显示数字是跳跃性的，所以 E_1、E_2 只能取附近的值)，从而计算 $\left(\dfrac{\Delta E}{\Delta t}\right)_{E=4.00 \text{V}}$. 按铁、铜、铝的次序，分别测量其温度下降速度，每一样品应重复测量 6 次. 因为热电偶的热电动势与温度的关系在同一小温差范围内可以看成线性关系，即

$$\frac{\left(\dfrac{\Delta T}{\Delta t}\right)_1}{\left(\dfrac{\Delta T}{\Delta t}\right)_2} = \frac{\left(\dfrac{\Delta E}{\Delta t}\right)_1}{\left(\dfrac{\Delta E}{\Delta t}\right)_2}$$, 式(8-5)可以简化为

$$c_2 = c_1 \frac{M_1 (\Delta t)_2}{M_2 (\Delta t)_1}$$

(3) 仪器的加热指示灯亮，表示正在加热；如果连接线未连接好或加热温度

过高(超过 200℃)导致自动保护，指示灯不亮. 升到指定温度后，应切断电源.

(4) 注意：测量降温时间时，按"计时"或"暂停"按钮应迅速、准确，以减小人为计时误差.

(5) 加热装置向下移动时，动作要慢，应注意要使被测样品垂直放置，以使加热装置能完全套入被测样品.

(6) 测量数据记录于表 8-2.

表 8-2　时间记录表

样品	次数					平均值 Δt
	1	2	3	4	5	
Fe						
Cu						
Al						

注：样品质量为 M_{Cu}=＿＿＿＿＿＿ g；M_{Fe}=＿＿＿＿＿＿ g；M_{Al}=＿＿＿＿＿＿ g；
热电偶冷却端温度为＿＿＿＿＿＿ ℃；样品由 $E_1 = 4.20\text{mV}$ 降到 $E_2 = 4.00\text{mV}$ 所需的时间为＿＿＿＿＿＿ s.

(7) 以铜为标准：$c_1 = c_{Cu} = 0.0940\,\text{cal} \cdot \text{g}^{-1} \cdot \text{℃}^{-1}$，处理与分析数据：

铁：$c_2 = c_1 \dfrac{M_1(\Delta t)_2}{M_2(\Delta t)_1} = $ ＿＿＿＿＿＿ $\text{cal} \cdot \text{g}^{-1} \cdot \text{℃}^{-1}$；

铝：$c_3 = c_1 \dfrac{M_1(\Delta t)_3}{M_3(\Delta t)_1} = $ ＿＿＿＿＿＿ $\text{cal} \cdot \text{g}^{-1} \cdot \text{℃}^{-1}$.

【注意事项】

(1) 记录数字电压表上示值约从 $E_1 = 4.20\text{mV}$ 降到 $E_2 = 4.00\text{mV}$ 所需的时间 Δt 时，按"计时"或"暂停"按钮应迅速、准确.

(2) 注意原理推导时的一些近似数据.

【思考题】

(1) 为什么实验应该在防风筒(即样品室)中进行？

(2) 测量三种金属的冷却速率，并在图纸上绘出冷却曲线，如何求出它们在同一温度点的冷却速率？

(童家明)

实验 9　电子比荷的测定

【实验目的】

实验9PPT

(1) 了解电子束在电场作用下的三维偏转.

(2) 熟悉运动电荷在磁场中受洛伦兹力作用后的运动规律.

(3) 掌握测定电子的比荷.

【实验原理】

电子比荷(荷质比,e/m)是由英国物理学家 J.J.汤姆孙(J.J.Thomson, 1856～1940)于 1897 年在英国剑桥卡文迪许实验室首次测出的,并因此于 1906 年获诺贝尔物理学奖.

在物理学中,测定电子比荷的实验方法有多种,都是采用电场、磁场或电场和磁场来控制电子的运动的,从而测定电子的比荷. 本实验是采用由亥姆霍兹线圈产生的磁场,控制洛伦兹力管中电子的运动来测定电子比荷的.

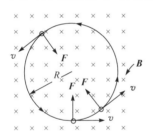

图 9-1　电子 v 与 B 垂直时的运动轨迹图

对于在均匀磁场 B 中的以速度 v 运动的电子,将受到洛伦兹力 $F = e \times v \times B$ 的作用. 当 v 和 B 同向时,力 F 等于零,电子的运动不受磁场的影响. 当 v 和 B 垂直时,力 F 垂直于速度 v 和磁感应强度 B,电子在垂直于 B 的平面内做匀速圆周运动,如图 9-1 所示.

维持电子做圆周运动的力就是洛伦兹力,即

$$F = evB = m\frac{v^2}{R} \tag{9-1}$$

式中 R 为电子运动轨道的半径. 得电子比荷

$$\frac{e}{m} = \frac{v}{RB} \tag{9-2}$$

由此可见,实验中只要测定了电子运动的速度 v,轨道的半径 R 和磁感应强度 B,即可测定电子的比荷.

电子运动的速度 v 应该由加速电极,即阳极的电压 U 决定(电子离开阴极时的初速度相对来说很小,可以忽略),即

$$\frac{1}{2}mv^2 = eU \tag{9-3}$$

将式(9-3)代入式(9-2),得

$$\frac{e}{m} = \frac{2U}{B^2 R^2} \tag{9-4}$$

将式(9-1)代入上式，得电子比荷

$$\frac{e}{m} = 3.36 \times 10^6 \cdot \frac{U}{R^2 I^2} \ \mathrm{C \cdot kg^{-1}}$$

如果用电子束轨迹的直径 D 表示，则

$$\frac{e}{m} = 13.45 \times 10^6 \cdot \frac{U}{D^2 I^2} \ \mathrm{C \cdot kg^{-1}} \tag{9-5}$$

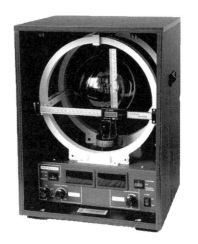

式中 U、D、I 都是可以通过实验测量的量，I 是
亥姆霍兹线圈的电流，它决定了产生的均匀磁场
B 的大小. 由此即可求出电子比荷.

如果电子运动的速度 v 和磁感应强度 $\boldsymbol{B}$ 不完
全垂直，电子束将做螺旋线运动.

【实验器材】

电子荷质比测定仪，如图 9-2 所示.

【实验步骤】

图 9-2　电子荷质比测量仪示意图

1. 实验前的准备

在开始通电实验前，先检查仪器面板上各控制开关和旋钮是否放在下述位置
上：偏转电压开关置"断开"，电位器逆时针转到电压最小(50V，无显示). 调节
阳极电压的电位器也逆时针调到零. 线圈电流方向开关置"断开"，调节线圈电流
的电位器也逆时针调到零. 以上调节的目的是保护仪器不受大电流高电压的冲
击，延长洛伦兹力管的使用寿命.

打开电源，预热 5min. 逐渐增加阳极电压至 100~200V，即可看到一束淡蓝
绿色的光束从电子枪中射出，这就是电子束，调节不同的阳极电压，使电子束轨
迹最为清晰.

2. 观察电子束在电场作用下的偏转

转动洛伦兹力管，使角度指示为 90°，即电子束指向左边并与线圈轴线垂直.
在转动洛伦兹力管时，务必用手抓住胶木管座，切勿手抓玻璃泡转动，以免管座
松动.

将偏转电压开关拨到"上正"位置，这时上偏转板为正，下偏转板接地，观
察电子束的偏转方向. 加大偏转板上的偏转电压,观察偏转角度的变化情况. 在偏
转电压不变的情况下，加大阳极电压，观察偏转角度的变化情况. 再将偏转电压

调至最小，偏转开关拨到"下正"位置，作与上相同的观察.

记录观察到的现象，并作出理论解释.

3. 观察电子束在磁场中的运动轨迹

将偏转电压开关拨到"断开"位置. 线圈电流方向开关拨到"顺时"位置，线圈上的电流顺时针方向指示灯亮，加大线圈电流和阳极电压，观察电子束在磁场中运动轨迹的变化情况. 转动洛伦兹力管，作进一步的观察.

记录观察到的现象，并作出理论解释.

4. 测量电子的比荷

根据以上所述，将电子束轨迹调整成一个闭合的圆. 利用读数装置，在不同的阳极电压 U 和不同的线圈电流 I 下,仔细测量电子束轨迹的直径. 根据公式(9-5)计算电子比荷.

(1) 固定阳极电压，改变线圈电流，作多次测量，将测量结果填入表 9-1.

表 9-1　测量数据表

阳极电压 U/V	线圈电流 I/A	电子束直径 D/m	电子比荷 e/m/($\times 10^{11}$C $\cdot$ kg^{-1})
100	1.00		
	1.20		
	1.40		
	1.60		
	1.80		
平均值			

注：平均相对误差 $E=$_____%.

(2) 固定线圈电流，改变阳极电压，作多次测量，将测量结果填入表 9-2.

表 9-2　测量数据表

线圈电流 I/A	阳极电压 U/V	电子束直径 D/m	电子比荷 e/m/($\times 10^{11}$C $\cdot$ kg^{-1})
1.20	100		
	110		
	120		
	130		
	140		
平均值			

注：平均相对误差 $E=$_____%.

欲使实验结果比较准确,关键是测准电子束轨迹的直径 D. 圆的直径取在 4～9cm 时较为合适.

实验结束后,将阳极电压和线圈电流调到最小,偏转电压开关和线圈电流开关都拨到"断开"位置,然后关掉电源.

【注意事项】

(1) 实验过程中电流、电压值一定要按从小到大的顺序进行,而且实验结束后把阳极电压和线圈值调到最小.

(2) 实验结束后,数显游标卡尺一定要单独闭合开关.

【思考题】

为什么电子束在旋转过程中,轨迹变得越来越粗,越来越模糊,这是正常的吗?

(罗明艳)

实验 10　半导体霍尔系数的测量

【实验目的】

(1) 掌握用霍尔效应测量半导体试样特性的原理和方法.

实验10视频资料

(2) 熟悉测量半导体试样的霍尔系数以及确定其导电类型和载流子数密度的实验过程.

(3) 了解半导体材料的用途、类型及其导电原理.

实验10PPT

【实验原理】

置于磁场中的载流体,如果电流方向与磁场方向垂直,则在垂直于电流和磁场的方向上会产生一附加的横向电场,这个现象称为霍尔效应. 霍尔效应是测定半导体材料电学参数的主要手段.

霍尔效应本质上是运动的带电粒子在磁场中受到洛伦兹力作用而引起的. 如图 10-1 所示,若在 x 轴方向通以电流 I_S,在 z 轴方向外加磁场 B,则半导体试样中的载流子在 y 轴方向所受洛伦兹力大小为

$$F_m = qvB \qquad (10\text{-}1)$$

式中 q 为载流子的电量,v 是载流子在电流方向上的平均漂移速度. 在洛伦兹力的作用下载流子将向 A 侧运动,从而在 A、A' 两侧聚集等量异号电荷,由此产生

附加电场——霍尔电场 E_H. 电场的指向取决于半导体试样的导电类型. 对 n 型半导体试样(多数载流子是电子),霍尔电场为 y 轴反方向;p 型半导体试样(多数载流子是带正电的空穴),霍尔电场为 y 轴正方向.

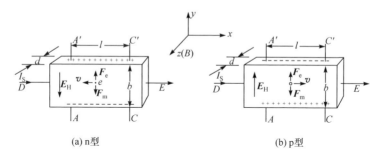

(a) n 型   (b) p 型

图 10-1 霍尔效应实验原理

显然,霍尔电场将阻止载流子继续向 A 侧运动,当电子作为载流子所受的横向电场力 qE_H 和洛伦兹力 qvB 相等,即

$$qE_H = qvB \tag{10-2}$$

时,样品 A、A' 两侧电荷的积累达到平衡.

设半导体试样的宽为 b,厚度为 d,载流子数密度为 n,则流经半导体试样的信号电流

$$I_S = nqvbd \tag{10-3}$$

由式(10-2)、式(10-3)以及 $U_H = bE_H$ 可得

$$U_H = \frac{1}{nq} \frac{I_S B}{d} = R_H \frac{I_S B}{d} \tag{10-4}$$

即霍尔电压 U_H(A、A' 电极之间的电压)与信号电流强度 I_S 和磁感应强度 B 成正比,与半导体试样厚度 d 成反比. 比例系数 $R_H = \dfrac{1}{nq}$ 称为霍尔系数,它是反映材料霍尔效应强弱的重要参数,只要测出霍尔电压 U_H、电流强度 I_S、磁感应强度 B 和半导体试样厚度 d,则可按下式计算霍尔系数:

$$R_H = \frac{U_H d}{I_S B} \tag{10-5}$$

根据霍尔系数 R_H,可求出半导体试样的载流子数密度

$$n = \frac{1}{qR_H} \tag{10-6}$$

由 R_H 的符号(或霍尔电压的正、负)可判断半导体试样的导电类型. 判断的方法是按图 10-1 所示的 I_S 和 B 的方向,若测得的 $U_H = U_{AA'}$ 为负,即点 A 的电势低

于点 A' 的电势，则 R_H 为负，样品属 n 型半导体，反之则为 p 型半导体.

在实际测量时，实验测得的 A、A' 两电极之间的电压并不等于真实的 U_H 值，而是包含着多种副效应引起的附加电压，副效应主要有以下四种.

1. 埃廷豪森效应

由于载流子实际上并非以同一速度沿 x 轴方向运动，速度大的载流子回转半径大，能较快地到达半导体试样的侧面，从而导致一侧面较另一侧面集中较多能量高的载流子，结果 A、A' 两侧出现温度梯度，产生温差电动势.

2. 能斯特效应

电压表 A、A' 两测试点间接触电阻可能不同，通电发热程度不同，故两点间温度可能不同，于是引起热扩散电流. 与霍尔效应类似，该热扩散电流也会在 A、A' 两侧形成电势差. 若只考虑接触电阻的差异，则能斯特效应引起的电势差的方向仅与外加磁场 B 的方向有关.

3. 里吉-勒迪克效应

由于能斯特效应热扩散电流的载流子的速度不同，与埃廷豪森效应的理由相同，热流电子受洛伦兹力后又会在 A、A' 两电极间形成温差电动势. 里吉-勒迪克效应产生电势差的正负仅与信号电流 I_S 的方向有关，而与外加磁场 B 的方向无关.

4. 不等位电势效应

不等位电势效应是指由制造上的困难而导致的材料不均匀性，A、A' 两电极实际上不可能在同一等势面上，只要有电流沿 x 轴方向流过，即使没有磁场，A、A' 两电极间也会出现空载霍尔电势差. 不等位电势效应电势差的正负只与信号电流 I_S 的方向有关，而与外加磁场 B 的方向无关.

霍尔效应实验副效应的存在，使 U_H 的测量产生系统误差，所以必须设法消除副效应的影响. 本实验采用电流和磁场换向的对称测量法，把副效应的影响降低. 具体的做法是设定 I_S 和 B 的正方向，保持信号电流 I_S 和外加磁场 B 的大小不变，切换 I_S 和 B 的方向，依次测量下列四组组合的 A、A' 两点之间的电势差 U_1、U_2、U_3 和 U_4，即 $U_1(+I_S, +B)$、$U_2(+I_S, -B)$、$U_3(-I_S, -B)$ 和 $U_4(-I_S, +B)$. 然后求 U_1、U_2、U_3 和 U_4 的代数平均值，可得霍尔电势差

$$U_H = \frac{U_1 - U_2 + U_3 - U_4}{4} \tag{10-7}$$

【实验器材】

霍尔效应实验仪、霍尔效应测试仪、连接导线. 霍尔效应实验装置如图 10-2 所示.

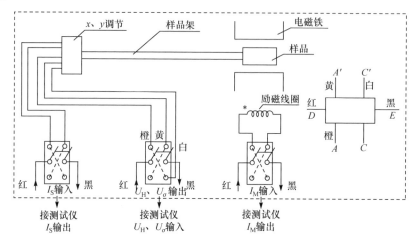

图 10-2 霍尔效应实验装置

【实验步骤】

(1) 按图 10-2 连接霍尔效应测试仪和霍尔效应实验仪之间相应的 I_S、U_H/U_σ 和 I_M 各组连线(其中 I_M 为产生磁场的电磁线圈中的电流, 称为励磁电流. B 的大小与励磁电流 I_M 的大小成正比, 即 $B = kI_M$). 霍尔效应测试仪的"U_H/U_σ 输入"接霍尔效应实验仪的"U_H/U_σ 输出", 霍尔效应测试仪的"I_S 输出"接霍尔效应实验仪的"I_S 输入", 霍尔效应测试仪的"I_M 输出"接霍尔效应实验仪的"I_M 输入".

(2) 将霍尔效应实验仪的"U_H/U_σ"切换开关投向 U_H 侧, 霍尔效应测试仪的"功能切换"置于 U_H, 并将 I_S 及 I_M 换向开关掷向某一侧. I_S 及 I_M 换向开关投向上方, 表明 I_S 及 I_M 均为正值(即 I_S 沿 x 轴方向, B 沿 z 轴方向), 反之为负值.

(3) 为了准确测量, 先对霍尔效应测试仪进行校零, 即将霍尔效应测试仪的"I_S 调节"和"I_M 调节"旋钮均置零位, 待开机数分钟后若 U_H 显示不为零, 可通过面板左下方小孔的"调零"电位器实现调零.

(4) 保持 $I_M = 0.600\text{A}$ 不变, 改变 I_S, 通过切换开关转换 I_S 和 B 的符号, 测量相应的 U_H 值, 记入数据表 10-1 中. 按式(10-7)计算平均值 U_{H1}, 画出对应的 U_{H1}-I_S 图线并求出斜率, 即 $\dfrac{U_H}{I_S}$ 值, 将其代入式(10-5)计算出霍尔系数 R_{H1}.

表 10-1　数据记录表

(I_M =0.600A；I_S 取值: 1.00~4.00mA)

I_S/mA	U_1/mV $+I_S,+B$	U_2/mV $+I_S,-B$	U_3/mV $-I_S,-B$	U_4/mV $-I_S,+B$	U_{H1}/mV
1.00					
1.50					
2.00					
2.50					
3.50					
4.00					

(5) 保持 I_S =3.00mA 不变, 改变 I_M, 通过切换开关转换 I_S 和 B 的符号, 测量相应的 U_H 值, 记入数据表 10-2 中. 按式(10-7)计算平均值 U_{H2}, 画出对应的 U_{H2}-I_M 图线并求出斜率, 即 $\dfrac{U_H}{I_M}$ 值, 代入式(10-5)计算出霍尔系数 R_{H2}.

表 10-2　数据记录表

(I_S =3.00mA；I_M 取值: 0.300~0.800A)

I_M/A	U_1/mV $+I_S,+B$	U_2/mV $+I_S,-B$	U_3/mV $-I_S,-B$	U_4/mV $-I_S,+B$	U_{H2}/mV
0.300					
0.400					
0.500					
0.600					
0.700					
0.800					

(6) 计算两次得到的霍尔系数 R_{H1} 和 R_{H2} 的平均值 $\overline{R_H}$, 判断半导体试样的导电类型.

(7) 根据式(10-6)计算半导体试样中的载流子数密度.

【注意事项】

(1) 连线时严禁将霍尔效应测试仪的"励磁电流 I_M 输出"误接到霍尔效应实验仪的"信号电流 I_S 输入"处.

(2) 仪器出厂前, 样本霍尔片已调至电磁铁中心位置固定, 实验中禁止用手调节. 霍尔片性脆易碎、电极甚细易断, 严禁碰撞及触摸.

【思考题】

(1) 霍尔效应实验如何消除副效应?

(2) 有人说"霍尔系数越大,导体片导电性能越好",这种说法对不对?

(王晨光)

实验 11　用牛顿环测量平凸透镜的曲率半径

【实验目的】

(1) 熟悉牛顿环产生的干涉现象.

(2) 掌握用牛顿环测量透镜的曲率半径.

实验11视频资料　　实验11PPT

【实验原理】

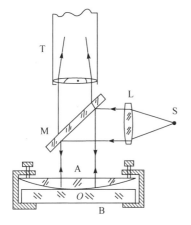

图 11-1　牛顿环产生的光路图

在一块光平的玻璃片 B 上,放一曲率半径 R 很大的平凸透镜 A(图 11-1),在 A、B 之间形成一劈形空气薄层,当平行光束垂直地射向平凸透镜时,由于透镜下表面所反射的光和平面玻璃片的上表面所反射的光发生干涉,将呈现干涉条纹. 这是一种等厚干涉条纹. 这些干涉条纹都是以接触点 O 为中心的许多同心环,称为牛顿环.

形成牛顿环处的空气层厚度 e,适合下列条件:

$$2e+\frac{\lambda}{2}=k\lambda , \quad k = 1, 2, 3, \cdots, \ 明环 \tag{11-1}$$

$$2e+\frac{\lambda}{2}=(2k+1)\frac{\lambda}{2} , \quad k = 0, 1, 2, \cdots, \ 暗环 \tag{11-2}$$

其中,$\lambda/2$ 是光线从光疏介质到光密介质界面上反射时产生的半波损失.

从图 11-2 中的直角三角形得

$$r^2 = R^2 - (R-e)^2 = 2Re - e^2$$

因 $R \gg e$,所以 $e^2 \ll 2Re$,可以将 e^2 从式中略去,于是

$$e=\frac{r^2}{2R} \tag{11-3}$$

上式说明 e 与 r 的平方成正比，所以离开中心越远，光程差增加越快，所看到的牛顿环也变得越来越密.

将式(11-3)代入明环和暗环公式，得到反射光中明环和暗环半径的分别为

$$r_k^2 = \frac{(2k-1)R\lambda}{2}, \qquad k=1, 2, 3,\cdots, \text{ 明环}$$

$$r_k^2 = kR\lambda, \qquad k=0, 1, 2,\cdots, \text{ 暗环}$$

通常我们测量距中心较远的两个暗环的半径 r_m 和 r_n，并用它的平方差计算 R 值，即

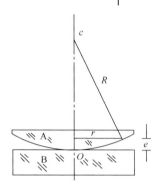

图 11-2　装置的几何关系图

$$r_m^2 = mR\lambda, \qquad r_n^2 = nR\lambda$$

$$r_m^2 - r_n^2 = (m-n)R\lambda$$

所以

$$R = \frac{r_m^2 - r_n^2}{(m-n)\lambda} \tag{11-4}$$

本实验中使用的光源是钠光源，其波长为 5893Å.

【实验器材】

牛顿环装置、读数显微镜、钠光灯.

【实验步骤】

(1) 调整牛顿环装置的三个螺丝，使中心暗点居中，点燃钠光灯(需预热 10 min).

(2) 把牛顿环放到读数显微镜的载物台上，使其环和镜筒的物镜孔基本在一条线上.

(3) 把显微镜下的小玻璃片 M 调成 45°角，再调整读数显微镜与钠光灯的相对位置，使显微镜的视野又大又亮.

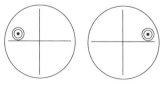

图 11-3　读数显微镜视野图

(4) 调整读数显微镜目镜使其十字叉丝一条与主尺平行，另一条与主尺垂直，如图 11-3 所示. 调节镜筒直至从目镜中看到清晰的牛顿环为止.

(5) 将十字叉丝对准牛顿环中心暗斑，旋紧镜筒和主尺相连的紧固螺丝，旋转测微螺旋使环在水平方向左右移动，环数应对于 40 环，如不够重新调整牛顿环. 此时应注

意小玻璃片 M 与牛顿环上的螺帽是否相碰(移动时),如相碰适当调整牛顿环位置.

(6) 将十字叉丝交点对准环心左移 10 环、15 环、20 环、25 环、30 环、35 环依次记下其数值. 然后右移依次记下 10 环、15 环、20 环、25 环、30 环、35 环的数值,填入表 11-1.

表 11-1　数据记录表

环数	游标尺读数		r_m/mm	r_m^2/mm
	向左移 x	向右移 x'		
10				
15				
20				
25				
30				
35				

由 $r_m = \dfrac{\left| x_左 - x_右 \right|}{2}$ 分别计算出 10 环、15 环、20 环、25 环、30 环、35 环的半径. 再将相距 15 环半径的平方差

$$r_{35}^2 - r_{20}^2 = \underline{\qquad\qquad}\ \text{mm}^2$$
$$r_{30}^2 - r_{15}^2 = \underline{\qquad\qquad}\ \text{mm}^2$$
$$r_{25}^2 - r_{10}^2 = \underline{\qquad\qquad}\ \text{mm}^2$$

分别代入式(11-4)中计算出 R,并把实验结果表示成 $R = \overline{R} \pm \Delta R$.

【注意事项】

(1) 调整牛顿环时,螺丝不要拧得过紧以免引起透镜的弹性形变及损坏牛顿环.

(2) 显微镜目镜的十字叉丝必须一条与主尺平行,另一条与主尺垂直.

(3) 避免读数时左右移动主尺.

(4) 避免小玻璃 M 与牛顿环上的螺帽相碰(移动时)而影响测量(测量前应加以调整).

【思考题】

牛顿环的干涉条纹间距特征及产生原因?

(石继飞　陈晓远)

实验 12　光的单缝衍射和双缝干涉实验

【实验目的】

(1) 观察光的单缝衍射和双缝干涉的现象.
(2) 掌握根据单缝衍射图样计算单缝宽度的方法.
(3) 掌握根据双缝干涉图样计算双缝间距的方法.

实验12PPT

【实验原理】

激光具有方向性好、强度高、相干性好的特点. 利用氦-氖激光(波长为632.8nm)直接照射在单缝或双缝上, 可在 1m 以外的屏幕(可用白色墙壁替代)显示出清晰的衍射或干涉图样, 如图 12-1 所示. 因为激光管射出的平行光截面是个小圆面, 未能照亮整条单缝(或双缝), 因此衍射(或干涉)图样并不形成明暗条纹, 而是明暗相间的亮斑.

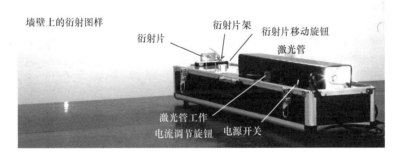

图 12-1　实验仪器装置图

1. 光的单缝衍射

单缝衍射图样如图 12-2 所示.

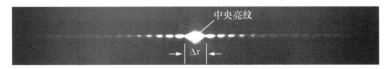

图 12-2　单缝衍射图样

单缝衍射的暗纹条件

$$b\sin\theta \approx b\tan\theta = b\frac{x}{L} = \pm k\lambda , \quad k = 1, 2, \cdots \tag{12-1}$$

式中，b 是单缝的宽度；L 是单缝到屏幕的距离；x 是衍射图样中各级暗纹中心距中央明纹中心的距离.

中央明纹的宽度(即两个一级暗纹中心之间的距离)

$$\Delta x = 2x_1 = 2\frac{\lambda}{b}L$$

已知氦-氖激光的光波波长 $\lambda = 632.8\text{nm}$，在实验中量出衍射片与屏幕的距离 L 和中央明纹宽度(即两个一级暗纹中心之间的距离) Δx，即可算出单缝的宽度 b.

$$b = 2\frac{\lambda}{\Delta x}L$$

2. 光的双缝干涉

双缝干涉图样如图 12-3 所示.

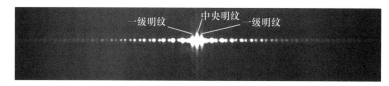

图 12-3　双缝干涉图样

双缝干涉加强条件

$$d\sin\theta \approx d\tan\theta = d\frac{x}{L} = \pm k\lambda，\quad k = 0,1,2,\cdots \tag{12-2}$$

式中，d 为双缝间距；L 是双缝到屏幕的距离；x 是干涉图样中各级明纹中心距中央明纹中心的距离. 当 $k=1$ 时，有

$$x_1 = \frac{\lambda}{d}L$$

两个一级明纹中心之间的距离为

$$\Delta x = 2x_1 = 2\frac{\lambda}{d}L$$

已知氦-氖激光的光波波长 $\lambda = 632.8\text{nm}$，在实验中量出衍射片与屏幕的距离 L 和一级明纹中心距中央明纹中心的距离 x_1，或测出两个一级明纹中心之间的距离 Δx，就可计算出双缝之间的距离 d.

$$d = \frac{\lambda}{x_1}L = 2\frac{\lambda}{\Delta x}L$$

【实验器材】

JY-3 激光光学综合实验仪，衍射片(含单缝、双缝等)和米尺.

【实验步骤】

1. 实验仪器调节

(1) 在实验桌上安放好 JY-3 激光光学综合实验仪，如图 12-1 所示. 拨动 JY-3 激光光学综合实验仪的电源开关，接通电源，激光管发亮，射出红色的氦-氖激光. 调节激光管工作电流调节旋钮，使激光的亮度合适.

(2) 调整 JY-3 激光光学综合试验仪的位置，使激光束垂直照射在屏幕上，并使仪器上的衍射片与屏幕的距离在 1～2m，可取一整数.

(3) 旋转衍射片架上的移动旋钮，移动衍射片的位置，使激光束对准单缝，如图 12-4 所示，调节到屏幕上出现单缝衍射的图样最清晰.

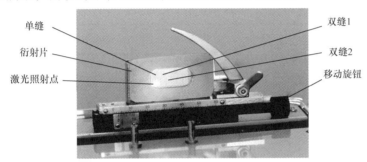

图 12-4　衍射片和衍射架结构图

2. 光的单缝衍射测量单缝宽度

(1) 用米尺测量衍射片到屏幕的距离 L.

(2) 用米尺(或自备的直尺)测量屏幕上单缝衍射图样的中央明纹宽度(即两个一级暗纹中心之间的距离) Δx. 也可用白纸铺在屏幕上，用笔标出两个一级暗纹中心的位置，再用尺测量白纸上这两个位置的距离 Δx.

(3) 重复以上步骤(1)和(2)测量 L 和 Δx，共测量三次，将测量数据记录在表 12-1 中.

3. 光的双缝干涉测量双缝间距

(1) 旋转衍射片架上的旋钮，移动衍射片的位置，使激光束对准双缝 1，调节到屏幕上出现双缝干涉的图样最清晰.

(2) 用米尺测量衍射片到屏幕的距离 L.

(3) 用米尺(或自备的直尺)测量屏幕上双缝干射图样中的两个一级明纹中心之间的距离 Δx. 也可将白纸铺在屏幕上，用笔标出两个一级明纹中心的位置，再用尺测量白纸上这两个位置的距离 Δx.

(4) 重复以上步骤(2)和(3)测量 L 和 Δx，共测量三次，将数据记录在表 12-2 中.

4. 光栅衍射和圆孔衍射的观察

旋转衍射片架上的旋钮，移动衍射片的位置，使激光束对准各种单缝、双缝、圆孔、光栅等，屏幕上即出现各种相应的衍射或干涉图样.

表 12-1 光的单缝衍射测量单缝宽度

测量次数	L/mm	$\Delta x /\text{mm}$	λ /mm	$b = 2\dfrac{\lambda}{\Delta x}L \big/ \text{mm}$	$\Delta b /\text{mm}$
1					
2			632.8×10^{-6}		
3					
平均值					

单缝宽度：$b = \bar{b} \pm \overline{\Delta b} = $ _____ mm；

相对误差：$E = \dfrac{\overline{\Delta b}}{\bar{b}} \times 100\% = $ _____ .

表 12-2 光的双缝干涉测量双缝距离

测量次数	L/mm	$\Delta x /\text{mm}$	λ /mm	$d = 2\dfrac{\lambda}{\Delta x}L \big/ \text{mm}$	$\Delta d /\text{mm}$
1					
2			632.8×10^{-6}		
3					
平均值					

双缝间距：$d = \bar{d} \pm \overline{\Delta d} = $ _____ mm；

相对误差：$E = \dfrac{\overline{\Delta d}}{\bar{d}} \times 100\% = $ _____ .

【注意事项】

实验过程中光源与衍射片应保持在同一高度.

【思考题】

如何减少实验过程中的误差？

（莫华）

实验 13　分光计的调节及应用

一、分光计的调节

【实验目的】

实验13视频资料

(1) 了解分光计的构造及各组成部分的作用.
(2) 掌握分光计的调节方法和使用方法.

【实验原理】

实验13PPT(一)

下面介绍分光计的结构和作用. 分光计是光学实验室中常用的精密光学仪器, 用它可以准确测量反射角、折射角、衍射角、棱镜的最小偏向角、棱镜的折射率及观察光谱等. 如图 13-1 所示, 分光计由以下五部分组成: 三角架座、载物平台、望远镜、平行光管和读数圆盘.

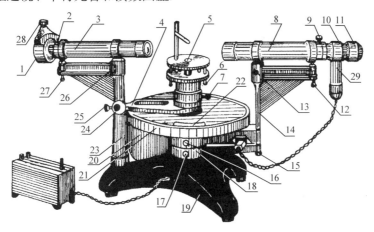

图 13-1　分光计

1. 狭缝装置; 2. 狭缝装置锁紧螺丝; 3. 平行光管; 4. 制动架(二); 5. 载物台; 6. 载物台调平螺丝; 7. 载物台锁紧螺丝; 8. 望远镜; 9. 望远镜锁紧螺丝; 10. 阿贝式自准直望远镜; 11. 目镜视度调节手轮; 12. 望远镜光轴倾角调节螺丝; 13. 望远镜光轴水平调节螺丝; 14. 支臂; 15. 望远镜微调螺丝; 16. 刻度盘制动螺丝; 17. 望远镜制动螺丝; 18. 制动架(一); 19. 底座; 20. 转座; 21. 刻度盘; 22. 游标盘; 23. 立柱; 24. 游标盘微动螺丝; 25. 游标盘制动螺丝; 26. 平行光管光轴水平调节螺丝; 27. 平等光管光轴高低调节螺丝; 28. 狭缝宽度调节手轮; 29. 目镜照明电源

1. 三脚架座

三脚架座是整个分光计的底座, 中心有一垂直方向的转轴, 望远镜和读数圆盘可绕该轴转动.

2. 载物平台

用于放置分光物体,可绕中心轴转动,平台下位于正三角形顶点处有三颗螺丝,能将台面调平、调高.

3. 望远镜

如图 13-2 所示,望远镜由物镜、十字刻线和目镜组成. 十字刻线装在物镜和目镜之间的 B 筒上,B 筒可沿 A 筒轴向移动或转动以改变十字刻线与物镜之间的距离. 十字刻线可以调到物镜的焦平面上. 目镜由场镜和接目镜组成,目镜 C 装在 B 筒里,可沿 B 筒滑动以改变目镜与十字刻线的距离,使十字刻线被调到目镜的焦平面上. 阿贝式目镜是在目镜和十字刻线间装有一个全反射小三棱镜. 光线由十字窗射到小三棱镜上,经全反射后,照亮十字刻线,通过物镜向外射出光线,当光线遇到与之垂直的平面镜反射后再进入望远镜,所成的绿十字像与十字刻线重合,如图 13-3 所示. 利用阿贝式目镜可以借其自身发出的平行光束进行调准,故称为自准直望远镜. 整个望远镜可绕中心轴转动,其高低、水平可以调节.

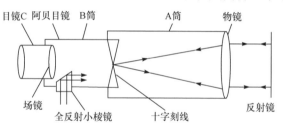

图 13-2 望远镜

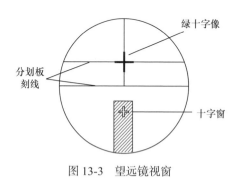

图 13-3 望远镜视窗

4. 平行光管

用于产生平行光,是一根长短可伸缩的圆筒套管,管端装有宽度可调的狭缝,另一端装有凸透镜. 用光源照明狭缝,改变狭缝与透镜之间的距离,当狭缝落在透镜的焦平面上时,像可成在无穷远处,此时平行光管射出的光束即为平行光束. 借助调节螺丝可调节平行光管的高低和水平.

5. 读数圆盘

读数圆盘由可绕中心轴转动的刻度盘和游标盘组成. 刻度盘分为 360°,最小刻度为30′, 它与望远镜固连, 可随望远镜一起转动. 游标盘置于刻度盘上的左右两个读数小窗下面, 每个盘分为 30 等份, 与刻度盘的 29 小格相等, 精密度为1′, 其原理及读数方法与游标卡尺类似, 即先读出游标盘零线前刻度盘上的读数, 然后找游标盘与刻度盘对齐的刻线并读数, 则最后的读数为两者之和(图 13-4). 当测量转角时, 应同时读出转动前左右两个小窗的读数 θ_1、θ_2 和转动后两个小窗读数 θ_1'、θ_2'. 理论上, $\Delta\theta = \theta_1' - \theta_1 = \theta_2' - \theta_2$, 为消除偏心误差, 实际的转角 $\Delta\theta$ 可按下式计算:

$$\Delta\theta = \frac{1}{2}[(\theta_1' - \theta_1) + (\theta_2' - \theta_2)] \tag{13-1}$$

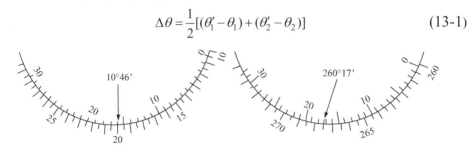

图 13-4 读数圆盘

【实验器材】

分光计、平面反射镜、照明装置.

【实验步骤】

分光计的调节重点在于以下三个步骤: 使平行管发出平行光; 望远镜接收平行光(即聚焦无穷远); 平行光管的光轴和望远镜的光轴与中心转轴垂直. 调节前先目测估计, 使各部件位置尽量合适, 然后对各部分进行仔细调节.

1. 调节望远镜使其聚焦于无穷远

(1) 前后移动目镜, 直至清晰地看见分划板上的十字刻线, 在后面的实验过程中, 不得变动目镜的调节手轮 11.

(2) 接通电源, 使光线通过目镜小窗, 照亮绿色十字小窗.

(3) 将一平面镜垂直放至载物台中央, 使镜面的一侧边通过台下某一调平螺丝 C, 如图 13-5 所示, 另一侧边放至 AB 连线的中点处. 先目测使镜面尽可能垂直于望远镜的光轴, 然后调节载物台下的调平螺丝 C

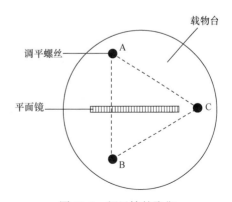

图 13-5 望远镜的聚焦

及望远镜镜筒的倾角螺丝 12，使镜面中心与望远镜的光轴同高. 松开游标盘制动螺丝 25，缓慢地转动平台，同时通过望远镜细心地寻找从平面镜反射回来的绿十字像，若找不到绿十字像，则说明平面镜的倾斜度不合适，此时可调节望远镜的倾角螺丝 12 和载物台下的调平螺丝 A 和 B，并左右移动望远镜，直到看到绿十字像为止.

(4) 松开望远镜锁紧螺丝 9，前后移动调节 B 筒，直到清晰地看到绿色十字像与分划板上的十字刻线无视差地重合，这时绿色十字刻线与物镜的焦平面重合，说明望远镜已聚焦于无穷远.

2. 调节望远镜的光轴使其垂直于分光计转轴

当望远镜聚焦于无穷远时，望远镜的轴未必垂直于仪器的转轴. 调节时可用"渐近法"，即继续调节平台下的螺丝 A 和 B，使绿色十字像的中心逼近分划板十字刻线水平线的一半，再调节望远镜的倾角螺丝 12 及平台下的螺丝 A 和 B，使绿色十字像与十字刻线重合，然后旋转载物台180°，重复上述步骤直到两个反射面反射回来的绿十字像都与分划板上的十字刻线重合，这时望远镜的光轴与分光计的转轴就垂直，然后将望远镜的水平位置固定.

3. 调节平行光管使其发出平行光，且平行光管的光轴垂直于仪器的转轴

(1) 为使通过平行光管的光线成为平行光，应将平行光管的狭缝位于平行光管物镜的焦平面上. 调节时，先取下平面镜，用钠光灯照亮狭缝，用已调好的望远镜作标准，使望远镜正对着平行光管，调节狭缝装置的锁紧螺丝 2，前后移动光管的套管，直到在望远镜中清晰地看到狭缝的像，这表明狭缝已位于平行光管物镜的焦平面上，从平行光管发出的光束为平行光束，旋紧狭缝的锁紧螺丝 2，固定狭缝.

(2) 欲使平行光管的光轴垂直于仪器的转轴，只要使平行光管的光轴与望远镜的光轴二者平行(此时望远镜光轴已垂直于仪器的转轴). 调节狭缝至最窄，将狭缝转到水平位置，调节平行光管的水平调节螺丝 26，使望远镜中狭缝的像正好位于十字刻线的水平刻线上，且被左右等分，再将狭缝转成竖直刻线，且被上下等分，这时平行光管的光轴平行于望远镜的光轴，也垂直于分光计的转轴，同时与望远镜等高、共轴. 至此，分光计调节完毕.

【注意事项】

(1) 切勿用手触及分光计各光学器件的表面.

(2) 在分光计调节的过程中，已调好的各部分装置要保持不变.

【思考题】

分光计的精密度是多少?

(石继飞)

二、光栅特性和光波波长的测量

实验13PPT(二)

【实验目的】

(1) 观察光栅衍射现象和衍射光谱.

(2) 学会光栅常数的测量方法, 通过实验加深对光栅衍射方程的了解.

(3) 熟悉分光计的调节和使用.

【实验原理】

光栅是一组等宽、等距平行排列的狭缝, 分为透射光栅和反射光栅两种, 本实验使用的是平面透射光栅, 描述光栅特征的物理量是光栅常数 d, 其大小等于狭缝宽度与狭缝间不透光部分的宽度和. 当平行光束垂直投射到光栅平面上时, 由于各狭缝衍射的光线互相叠加, 叠加的结果产生明暗相间的衍射图样称为光栅衍射.

如图 13-6 所示, 设光栅的缝宽为 a, 缝间不透光部分宽度为 b, $a+b=d$. 根据夫琅禾费衍射理论, 在衍射角 φ 适合公式(13-2)条件的方向上, 光波互相加强产生亮条纹, 各级亮条纹的衍射角由下式决定:

$$d\sin\varphi = k\lambda, \qquad k=0, \pm 1, \pm 2, \cdots \tag{13-2}$$

式中 φ 为衍射角, λ 为光波波长, d 为光栅常数(相邻两狭缝间的中心距离), k 是亮条纹的级数, 其中 $k=0$, ± 1, ± 2, $\cdots$. 同一级的衍射条纹, 波长不同衍射角也不同, 所以光栅具有分光的功能, 如图 13-7 所示.

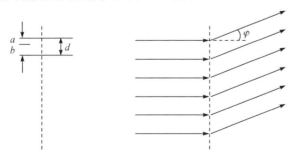

图 13-6　光栅衍射

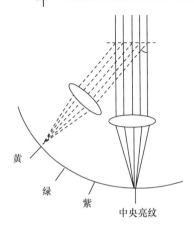

黄

绿

紫

中央亮纹

图 13-7 光栅光谱示意图

当 $k = 0$ 时，任何波长的光波都适合亮条纹的条件，即在 $\varphi = 0°$ 处出现中心亮纹(零级像). $k = \pm 1$ 时，对应于中心亮纹两侧的一级亮条纹(一级像). $k = \pm 2, \pm 3, \cdots$ 对应于二级亮条纹(二级像)，三级亮条纹(三级像)，…….

式(13-2)指出，如已知光波波长 λ，测出各级亮条纹的衍射角 φ，就可算出衍射光栅的光栅常数 d.

实验中，用已知波长的光垂直照射光栅，使其产生衍射现象，同时用分光计测出第一级衍射条纹对应的衍射角，那么由光栅方程(13-2)可计算光栅常数 d.

【实验器材】

分光计一台、光栅板一块、放电管、平面反射镜.

【实验步骤】

1. 调节分光计

要求与调整方法参看本实验第一部分"分光计的调节".

2. 光栅常数的测定

(1) 接通氦放电管的电源开关，待其发光稳定，方能进行测量.

(2) 使平行光管的狭缝对准放电管. 让氦光照亮狭缝(狭缝已调在平行光管物镜的焦平面上). 移动望远镜使之正对着平行光管，先调节望远镜目镜的位置使之看清楚叉丝，然后调节望远镜目镜筒的位置. 通过目镜看清楚狭缝的像，并且使该像与叉丝无视差，适当调节狭缝的宽度.

(3) 把光栅板装在载物台上，用弹簧片压紧，光栅板平面应垂直于平行光管. (注意：不要用手摸光栅面！)

(4) 转动望远镜，使叉丝对准左一级黄色亮条纹，记下刻度盘的左右读数，填入表 13-1.

(5) 再转动望远镜，使叉丝对准右一级黄色亮条纹，记下刻度盘的左右读数，填入表 13-1.

(6) 重复步骤(4)、(5)测量三次.

(7) 同样方法测量氦放电管绿光的左、右一级条纹的位置，数据填入表 13-2.

(8) 光栅常数由 $d = \dfrac{\overline{d}_y + \overline{d}_g}{2}$ 得出.

表 13-1　测量衍射角

光源波长	次　数		$\varphi_{左一级像}$	$\varphi_{右一级像}$	$\dfrac{|\varphi_{左一级像}-\varphi_{右一级像}|}{2}$	$\overline{\varphi_y}$	$\overline{d_y}$
黄光 5876 Å	1	左读数					
		右读数					
	2	左读数					
		右读数					
	3	左读数					
		右读数					

表 13-2　测量衍射角

光源波长	次　数		$\varphi_{左一级像}$	$\varphi_{右一级像}$	$\dfrac{|\varphi_{左一级像}-\varphi_{右一级像}|}{2}$	$\overline{\varphi_g}$	$\overline{d_g}$
绿光 5016 Å	1	左读数					
		右读数					
	2	左读数					
		右读数					
	3	左读数					
		右读数					

【注意事项】

(1) 在分光计调节过程中，均要求视野中的像清晰，且无视差.

(2) 调节狭缝宽度要细、清晰，宽了测量误差大，窄了通光量小，狭缝易损坏，尽量少调，动作要轻.

(3) 光栅方程是在入射平行光垂直光栅表面的前提下成立的，实验中一定要做到这一点.

(4) 在读数装置上读数时，内刻度盘的游标不能位于载物台连接杆的下方，否则无法读出载物台位置的角度读数.

【思考题】

若光栅平面与入射光不垂直，对测量结果有何影响？

(郑海波)

实验 14 偏振光实验

一、观测布儒斯特角及测定玻璃折射率

【实验目的】

实验14PPT

(1) 观察光的偏振现象，加深对偏振概念的理解.
(2) 观测布儒斯特角及测定玻璃折射率.

【实验原理】

光的干涉和衍射实验证明了光的波动性质. 本实验将进一步说明光是横波而不是纵波，即其 **E** 和 **H** 的振动方向是垂直于光的传播方向的. 光的偏振性证明了光是横波，人们通过对光的偏振性质的研究，更深刻地认识了光的传播规律和光与物质的相互作用规律. 目前偏振光的应用已遍及工农业、医学、国防等部门. 利用偏振光装置的各种精密仪器，已为科研、工程设计、生产技术的检验等提供了极有价值的方法.

1. 偏振光的基本概念

按照光的电磁理论，光波就是电磁波，它的电矢量 **E** 和磁矢量 **H** 相互垂直，两者均垂直于光的传播方向. 从视觉和感光材料的特性上看，引起视觉和化学反应的是光的电矢量，通常用电矢量 **E** 代表光的振动方向，并将电矢量 **E** 和光的传播方向所构成的平面称为光振动面.

在传播过程中，振动方向始终在某一确定方位的光称为平面偏振光或线偏振光，如图 14-1(a)所示. 光源发射的光是由大量原子或分子辐射构成的. 由于

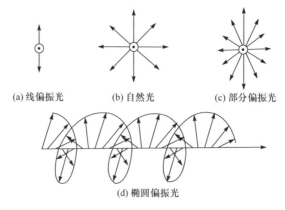

(a) 线偏振光   (b) 自然光   (c) 部分偏振光

(d) 椭圆偏振光

图 14-1 光波按偏振的分类

热运动和辐射的随机性,大量原子或分子发射的光的振动面出现在各个方向的概率是相同的. 一般来说,在 10^{-6}s 内各个方向电矢量的时间平均值相等,故出现如图 14-1(b)所示的自然光. 有些光的振动面在某个特定方向出现的概率大于其他方向,即在较长时间内电矢量在某一方向较强,这就是如图 14-1(c)所示的所谓部分偏振光. 还有一些光,其振动面的取向和电矢量的大小随时间作有规则的变化,其电矢量末端在垂直于传播方向的平面上的移动轨迹呈椭圆(或圆形),这样的光称为椭圆偏振光(或圆偏振光),如图 14-1(c)所示.

2. 获得偏振光的常用方法

1) 非金属镜面的反射

通常自然光在两种介质的界面上反射和折射时,反射光和折射光都将成为部分偏振光. 并且当入射角增大到某一特定值 φ_0 时,镜面反射光成为完全偏振光,其振动面垂直于入射面,如图 14-2 所示,这时入射角 φ_0 称为布儒斯特角,也称为起偏角.

由布儒斯特定律得

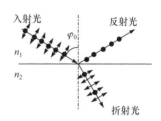

图 14-2　布儒斯特定律图示
"•""↔"均表示电矢量 E,图中反射光是振动面与入射面垂直的完全偏振光,折射光是部分偏振光

$$\tan \varphi_0 = \frac{n_2}{n_1} = n$$

其中 n_1、n_2 分别为两种介质的折射率,n 为相对折射率.

如果自然光从空气入射到玻璃表面而反射,对于各种不同材料的玻璃,已知其相对折射率 n 的变化范围在 1.50~1.77,则可得布儒斯特角 φ_0 在 56°~60°. 此方法可用来测定物质的折射率.

2) 多层玻璃片的折射

当自然光以布儒斯特角 φ_0 入射到由多层平行玻璃片重叠在一起构成的玻璃片堆上时,由于在各个界面上的反射光都是振动面垂直入射面的线偏振光,故经过多次反射后,透出来的透射光也就接近于振动方向平行于入射面的线偏振光.

3) 利用偏振片的二向色性起偏

将非偏振光变成偏振光的过程称为起偏.

某些有机化合物晶体具有二向色性,它往往吸收某一振动方向的入射光,而与此方向垂直振动的光则能透过,从而可获得线偏振光. 利用这类材料制成的偏振片可获得较大截面积的偏振光束,但由于吸收不完全,所得的偏振光只能达到一定的偏振度.

4) 利用晶体的双折射起偏

自然光通过各向异性的晶体时将发生双折射现象,双折射产生的寻常光(o 光)和非寻常光(e 光)均为线偏振光. o 光光矢量的振动方向垂直于自己的主截面；e 光光矢量的振动方向在自己的主截面内. 方解石是典型的天然双折射晶体，常用它制成特殊的棱镜以产生线偏振光. 利用方解石制成的沃拉斯顿棱镜能产生振动面互相垂直的两束线偏振光；用方解石胶合成的尼科耳棱镜能给出一个有固定振动面的线偏振光.

3. 波片

波片是波晶片的简称，它通常是一块光轴平行于表面的单轴晶片. 一束线偏振光垂直入射到晶片后，便分解为振动方向与光轴方向平行的 e 光和振动方向与光轴方向垂直的 o 光两部分(如图 14-3 所示). 这两种光在晶体内的传播方向虽然一致，但它们在晶体内传播的速度却不相同. 于是 e 光和 o 光通过晶片后就产生固定的相位差 δ，即

$$\delta = \frac{2\pi}{\lambda}(n_e - n_o)l$$

式中，λ 为入射光的波长，l 为晶片的厚度，n_e 和 n_o 分别为 e 光和 o 光的主折射率.

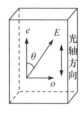

对于某种线偏振光垂直入射到晶片后，能产生 $\delta = (2k+1)\frac{\pi}{2}$，称此晶片为该单色光的 1/4 波片；能产生 $\delta = (2k+1)\pi$ 的晶片，称为 1/2 波片；能产生 $\delta = 2k\pi$ 的晶片，称为全波片. 通常波片用云母片剥离成适当厚度或用石英晶体研磨成薄片. 由于石英晶体是正晶体，其 o 光比 e 光的速度快，沿光轴方向振动的光(e 光)传播速度慢，故光轴称为慢轴，与之垂直的方向称为快轴. 对于负晶体制成的波片，(e 光)光轴就是快轴.

图 14-3　波片

【实验器材】

光具座、激光器、偏振片、观测布儒斯特角装置(图 14-4).

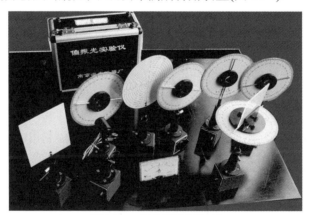

图 14-4　实验仪器实物图

【实验步骤】

观测布儒斯特角装置及测定玻璃折射率：

(1) 在起偏器 P_1 后，插入测布儒斯特角的装置，再在 P_1 和装置之间插入一个带小孔的光屏. 调节玻璃平板，使反射的光束与入射光束重合，记下初始角 φ_1 于表 14-1.

(2) 一面转动玻璃平板，一面同时转动起偏器 P_1，使其透过方向在入射面内. 反复调节直到反射光消失为止，此时记下玻璃平板的角度 φ_2，重复测量三次，求平均值. 算出布儒斯特角 $\varphi_0 = \varphi_2 - \varphi_1$.

(3) 把玻璃平板固定在布儒斯特角的位置上，去掉起偏器 P_1，在反射光束处插入检偏器 P_2，转 P_2，观察反射光的偏振状态.

表 14-1　玻璃折射率的测定与计算

次数	玻璃平板的角位置		布儒斯特角		玻璃折射率 $n = \tan \overline{\varphi}_0$
	光垂直入射时 φ_1	反射光消光时 φ_2	$\varphi_0 = \varphi_2 - \varphi_1$	$\overline{\varphi}_0$	
1					
2					
3					

【注意事项】

(1)实验中各元件不能用手摸，实验完毕后按规定位置放置好.

(2)不要让激光束直接照射或反射到人眼内.

【思考题】

(1)偏振光的获得方法有哪几种？通过起偏和检偏的观测，你应当怎样判别自然光和偏振光？

(2)玻璃平板在布儒斯特角的位置上时，反射光束是什么偏振光？它的振动是在平行于入射面内还是在垂直于入射面内？

二、观察椭圆偏振光和圆偏振光

【实验目的】

(1) 熟悉椭圆偏振光和圆偏振光的形成.

(2) 理解偏振光基本概念.

【实验原理】

波片是用单轴晶体切成的表面平行于光轴的薄片.

当线偏振光垂直射到厚度为 L，表面平行于自身光轴的单轴晶片时，会产生双折射现象，寻常光(o 光)和非寻常光(e 光)沿同一方向前进，但传播的速度不同. 这两种偏振光通过晶片后，它们的相位差为

$$\Delta\varphi = \frac{2\pi}{\lambda}(n_o - n_e)L$$

其中，λ 为入射偏振光在真空中的波长，n_o 和 n_e 分别为晶片对 o 光和 e 光的折射率，L 为晶片的厚度.

我们知道，两个互相垂直的、频率相同且有固定相位差的简谐振动，可用下列方程表示(如通过晶片后 e 光和 o 光的振动)：

$$\begin{cases} x = A_e \cos\omega t \\ y = A_o \cos(\omega t + \varphi) \end{cases}$$

从两式中消去 t，经三角运算后得到合振动的方程为

$$\frac{x^2}{A_e^2} + \frac{y^2}{A_o^2} - \frac{2xy}{A_e A_o}\cos\varphi = \sin^2\varphi$$

由此式可知，

(1) 当 $\varphi = k\pi(k = 0, 1, 2, \cdots)$ 时，$y = \pm\dfrac{A_o}{A_e}x$，为线偏振光.

(2) 当 $\varphi = (2k+1)\dfrac{\pi}{2}(k = 0, 1, 2, \cdots)$ 时，$\dfrac{x^2}{A_e^2} + \dfrac{y^2}{A_o^2} = 1$，为正椭圆偏振光. 在 $A_o = A_e$ 时，为圆偏振光.

(3) 当 φ 为其他值时，为椭圆偏振光.

在某一波长的线偏振光垂直入射到晶片的情况下，能使 o 光和 e 光产生相位差 $\Delta\varphi = (2k+1)\pi$ (相当于光程差为 $\dfrac{\lambda}{2}$ 的奇数倍)的晶片，称为对应于该单色光的二分之一波片(1/2 波片)或 $\dfrac{\lambda}{2}$ 波片；与此相似，能使 o 光和 e 光产生相位差

$$\Delta\varphi = \left(2k + \frac{1}{2}\right)\pi$$ (相当于光程差为 $\dfrac{\lambda}{4}$ 的奇数倍)的晶片，称为四分之一波片(1/4 波片)或 $\dfrac{\lambda}{4}$ 波片. 本实验中所用波片 $\left(\dfrac{\lambda}{4}\right)$ 是对 6328Å(He-Ne 激光)而言的.

如图 14-5 所示，当振幅为 A 的线偏振光垂直入射到 1/4 波片上，振动方向与波片光轴成 θ 角时，由于 o 光和 e 光的振幅分别为 $A\sin\theta$ 和 $A\cos\theta$，所

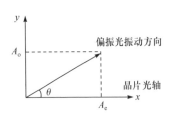

图 14-5　偏振光振动方向与光轴的夹角示意图

以通过 1/4 波片合成的偏振状态也随角度 θ 的变化而不同.

(1) 当 $\theta = 0°$ 时，获得振动方向平行于光轴的线偏振光(e 光).

(2) 当 $\theta = \pi/4$ 时，获得振动方向垂直于光轴的线偏振光(o 光).

(3) 当 $\theta = \pi/2$ 时，$A_e = A_o$ 获得圆偏振光.

(4) 当 θ 为其他值时，经过 1/4 波片后为椭圆偏振光.

所以，可以用 1/4 波片获得椭圆偏振光和圆偏振光.

【实验器材】

光具座、激光器、偏振片、1/4 波片、1/2 波片.

【实验步骤】

观察椭圆偏振光和圆偏振光：

(1) 先使起偏器 P_1 和检偏器 P_2 的透射轴垂直(即检偏器 P_2 后的光屏上处于消光状态)，在起偏器 P_1 和检偏器 P_2 之间插入 1/4 波片，转动波片使 P_2 后的光屏上仍处于消光状态(此时 $\theta = 0°$).

(2) 从 $\theta = 0°$ 的位置开始，使检偏器 P_2 转动，这时可以从屏上光强的变化看到经过 1/4 波片后的光为线偏振光.

(3) 取 $\theta = 90°$，使检偏器 P_2 转动，这时也可以从屏上光强的变化看到经过 1/4 波片后的光为线偏振光. 其振动面与 $\theta = 0°$ 时的振动面垂直.

(4) 取 θ 为除 0° 和 90° 外的其他值，观察转动 P_2 时屏上光强的变化，其结果与椭圆偏振光对应. 特别是当 $\theta = 45°$时，P_2 转动时屏上光强几乎不变，这便是圆偏振光对应的状态.

【注意事项】

(1) 实验中各元件不能用手摸，实验完毕后按规定位置放置好.
(2) 不要让激光束直接照射或反射到人眼内.

【思考题】

o 光和 e 光各有什么特点，双折射现象是如何产生的?

三、验证马吕斯定律

【实验目的】

(1) 了解偏振光的产生和检验方法.
(2) 验证马吕斯定律.

【实验原理】

偏振片是利用某些有机化合物晶体的二向色性,将其渗入透明塑料薄膜中,经定向拉制而成.它能吸收某一方向振动的光,而透过与此垂直方向振动的光,由于在应用时起的作用不同,用来产生偏振光的偏振片叫做起偏器;用来检验偏振光的偏振片,叫做检偏器.

按照马吕斯定律,强度为 I_0 的线偏振光通过检偏器后,透射光的强度为

$$I = I_0 \cos^2\theta$$

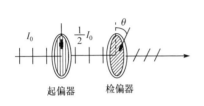

图 14-6　光波的起偏和检偏

式中 θ 为入射偏振光的偏振方向与检偏器透射轴之间的夹角,显然当以光线传播方向为轴转动检偏器时,透射光强度 I 将发生周期性变化.当 $\theta = 0°$ 时,透射光强最大;当 $\theta = 90°$ 时,透射光强为极小值(消光状态),当 $0° < \theta < 90°$ 时,透射光强介于最大和最小值之间,如图 14-6 所示表示了自然光通过起偏器与检偏器的变化.

根据透射光强度变化的情况,可以区别线偏振光、自然光和部分偏振光.

【实验器材】

光具座、激光器、偏振片、光电转换装置、光电检流计.

【实验步骤】

用起偏与检偏鉴别自然光与偏振光,验证马吕斯定律.

(1) 在光源至光屏的光路上插入起偏器 P_1,旋转 P_1,观察光屏上光斑强度的变化情况.

(2) 在起偏器 P_1 后面再插入检偏器 P_2.固定 P_1 的方位,旋转 P_2,旋转 $360°$,观察光屏上光斑强度的变化情况.有几个消光方位?

(3) 以硅光电池代替光屏接收 P_2 出射的光束,旋转 P_2,记录相应的光电流值,填入表 14-2.

(4) 在坐标纸上作出 I-$\cos^2\theta$ 关系曲线.

表 14-2　马吕斯定律验证实验

P_1 与 P_2 偏振化方向夹角 θ	光电流的读数 $I/\mu A$			实验 I/I_0	理论 $I/I_0 = \cos^2\theta$
	第一次	第二次	第三次		
0°					1.00
30°					0.75

续表

P_1 与 P_2 偏振化方向夹角 θ	光电流的读数 $I/\mu A$			实验 I/I_0	理论 $I/I_0=\cos^2\theta$
	第一次	第二次	第三次		
45°					0.50
60°					0.25
90°					0.00

【注意事项】

(1) 使用光电转换装置时，应固定在光具座上，让激光准确地打在液晶片上，待检流计上读数稳定再读数.

(2) 调节光路时，不要让激光束直接照射或反射到人眼内.

【思考题】

(1) 通过对起偏和检偏的观测，你应当怎样判别自然光和偏振光？

(2) 什么是马吕斯定律？本实验如何验证此定律？

(郑海波)

实验 15　热敏电阻的温度特性曲线测量

【实验目的】

(1) 掌握用惠斯通电桥测量电阻的方法.

(2) 了解热敏电阻的电阻温度特性，掌握其测量方法.

实验15PPT

【实验环境】

在系统主界面上选择"热敏电阻温度特性实验"并单击，即可进入本仿真实验平台，显示平台主窗口——实验室场景. 实验台上共有七件物品：说明书、功率调节器、电炉及热敏电阻、实验数据记录本、惠斯通电桥、检流计、稳压电源. 鼠标移动到相关物体，当物体发光时再单击鼠标即可进入该仪器介绍画面. 鼠标移动到非桌面上物体时，单击鼠标便进入实验. 例如，鼠标移动到电桥上，电桥发出红光，然后单击鼠标即进入电桥介绍画面. 鼠标移动到电桥盒盖，鼠标指针光标变为手形，单击鼠标可打开盒盖. 盖子打开后，鼠标移动到有关零件位置，鼠标指针光标变为放大镜，单击鼠标出现该零件的局部放大图. 鼠标移动到旋钮并单击后，画面变为俯视图，这时可以操作各旋钮进行仪器的操作练习，同时底部状态条提示当前电阻的正确读数. 如果觉得图案不清，可以单击旋钮外任何一点，显示放大图，单击返回按钮回到电桥侧视图. 单击"返回开始画面"按钮回到介绍主界面. 在有关物体介绍画面中，务必要仔细阅读文字说明，这些内容对以后的实验测量有帮助. 阅读完各仪器介绍后，退回到介绍主界面，在非桌面物体上，单击鼠标后可选择连接导线，进行实验.

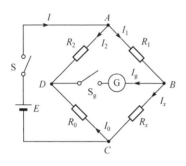

图 15-1 惠斯通电桥

【实验原理】

要想对电阻进行精密测量，一般都采用惠斯通电桥. 不过用惠斯通电桥只能测量中等阻值电阻，惠斯通电桥原理如图 15-1 所示. 四个电阻 R_1、R_2、R_0、R_x 连成一个四边形，组成电桥的四个臂，其中 R_x 就是待测电阻. 在四边形的其中一对对角 A 和 C 之间连接电源 E，而在另一对对角 B 和 D 之间接入检流计 G. 当 B、D 两点电势相等时，G 中无电流通过，电桥便达到平衡. 平衡时必有

$$R_x = \frac{R_1}{R_2} \cdot R_0$$

R_1、R_2 和 R_0 都已知，R_x 即可求出.

热敏电阻是半导体. 半导体的一个重要特点是：当温度升高时，其阻值急剧减小，这一特点和金属有很大区别. 当温度增加时，金属的阻值不是减小，而是增大，并且随温度变化很小. 半导体热敏电阻的温度与阻值的关系为

$$R_T = A \cdot e^{\beta/T} \tag{15-1}$$

式中 A、β 都是常数，T 是绝对温度. 根据定义，电阻温度系数 α 为

$$\alpha = \frac{1}{R_T} \frac{\mathrm{d}R_T}{\mathrm{d}T} = -\frac{\beta}{T^2} \tag{15-2}$$

式中 R_T 是在温度 T 下的电阻值. 若绘制出热敏电阻的电阻温度特性曲线就可求出该热敏电阻在特定温度下的 β 值，从而可求出电阻温度系数.

【实验器材】

计算机、惠斯通电桥、水银温度计、烧杯、加热用电炉、热敏电阻、蒸馏水等.

【实验步骤】

(1) 连接电路. 在介绍主界面中选择连接导线, 进入接线主画面. 先后单击两个接线柱后, 这两个接线柱将连上或删除连接导线, 具体取决于"工作状态"的选择. 如果您觉得连线错误很多, 可以选择"删除全部连线"按钮, 这样画面上的所有连线都将被删除, 可以重新连线. 连线完成后选择"开始测量数据"按钮, 如果连线正确, 可进入实验测量主界面.

(2) 在测量主界面中单击稳压电源, 进入稳压电源画面. 打开电源并将电压调整至"3.0V".

(3) 进入检流计画面, 打开检流计锁定并调零.

(4) 进入电桥画面, 单击画面底部的温度计、检流计、记录表格图标按钮, 打开温度计、检流计, 记录表格子图, 这样可以避免来回切换常用画面, 操作更方便.

(5) 测量常温(如 20℃)下热敏电阻阻值: 旋转电桥旋钮调节惠斯通电桥到合适状态(如 500Ω), 单击检流计电计按钮, 检查电桥是否达到平衡态(即检流计读数是否为零).

在此阶段务必记住电阻偏大、偏小与检流计偏向的关系, 正确关系是电阻偏大则检流计读数为正, 反之为负.

确定此电阻阻值后, 鼠标单击记录表格, 选择合适位置记录数据, 然后单击画面底部的记录表格图标按钮记录数据.

(6) 各操作熟悉后, 进入功率调节器画面, 打开电源, 电炉开始工作. 旋钮不要一次变化过大, 以免温度变化太快, 来不及测量. 旋钮也不应改变太频繁, 以免温度波动过大.

然后进入惠斯通电桥画面, 经常调整旋钮, 保持电桥基本平衡. 同时要监视温度, 单击温度计, 刻度可以放大或缩小.

在给定温度到达时迅速调整电桥至平衡, 并记录数据. 必要的时候还应进入功率调节器画面调整电炉发热功率(功率调节器是电炉的固定配套设备, 电炉电压值反映的是电炉功率).

(7) 重复以上操作, 要求从 20℃开始每隔 5℃测量一次数据, 直到 85℃为止. 撤去电炉, 使待测电阻温度下降, 在此降温过程中, 每下降 5℃测量一次数据, 直到温度降至室温(20℃), 得到降温的一组数据, 填入表 15-1.

(8) 在测量主画面非桌面物体上单击后, 选择"作图"栏, 这样就可以看到各种测量曲线.

(9) 求出 50℃时的电阻温度系数(T=50+273=323(K)).

(10) 全部实验完成, 可选择退出实验.

表 15-1 热敏电阻的温度特性曲线测量

温度/℃	升温时电阻读数/Ω	降温时电阻读数/Ω
20		
25		
30		
35		
40		
45		
50		
55		
60		
65		
70		
75		
80		
85		

$A=$_____，$\beta=$_____；

得到半导体热敏电阻的温度与阻值的关系：

$R_T=$_____；

在 $t=50℃$ 时，即 $T=50℃+273=323K$ 时：

$$\alpha = \frac{1}{R_T}\frac{dR_T}{dT} = -\frac{\beta}{T^2} = \underline{\hspace{4cm}}K^{-1}$$

【注意事项】

在实验过程中，要不断调节电阻箱阻值，使检流计指针处于平衡位置附近，保证当温度达到设定值时，微调电阻箱阻值即可使电路达到平衡.

【思考题】

(1) 实验过程中，惠斯通电桥的比率臂选择是 1：1，有什么优点(结合本实验数据)?

(2) 检流计按下"短路"按钮，为何会止动？

(张燕)

第 2 章 医学物理实验

实验 16 用温度传感器测量人体温度

实验16PPT

【实验目的】

(1) 熟悉几种常见温度传感器的工作特性.

(2) 掌握用恒压源电流法测量负温度系数热敏电阻与温度的关系及 pn 结温度传感器正向电压与温度的关系.

(3) 了解数字式电子温度表对人体各部位的温度测量及人体各部位的温差.

【实验原理】

1. NTC 型热敏电阻

(1) 恒压源电流法测量热电阻：恒压源电流法测量热电阻, 电路如图 16-1 所示. 电源采用恒压源, R_1 为已知数值的电阻, R_t 为热电阻, U_{R_1} 为 R_1 上的电压, U_{R_t} 为 R_t 上的电压, U_{R_1} 监测电路的电流. 当电路电压恒定、温度恒定时, U_{R_1} 一定, 电路的电流 I_0 则为 U_{R_1}/R_1, 只要测出热电阻两端电压 U_{R_t}, 即可知道被测热电阻的阻值. 当电路电流为 I_0, 温度为 T 时热电阻 R_t 为

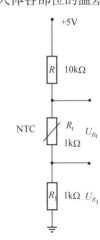

图 16-1 热敏电阻温度传感器

$$R_t = \frac{U_{R_t}}{I_0} \tag{16-1}$$

(2) 负温度系数热敏电阻温度传感器：热敏电阻是利用半导体电阻阻值随温度变化的特性来测量温度的, 按电阻阻值随温度升高而减小或增大, 分为 NTC 型(负温度系数热敏电阻)、PTC 型(正温度系数热敏电阻)和 CTC(临界温度热敏电阻). NTC 型热敏电阻阻值与温度的关系呈指数下降关系, 但也可以找出热敏电阻某一较小的、线性较好的范围加以应用(如 35～42℃). 如需对温度进行较准

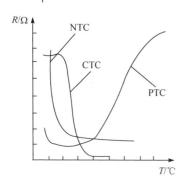

图 16-2 热敏电阻的电阻-温度特性曲线

确的测量则需配置线性化电路进行校正测量. 以上三种热敏电阻特性曲线如图 16-2 所示.

在一定的温度范围内(小于 150℃)NTC 热敏电阻的电阻 R_T 与温度 T 之间的关系为

$$R_T = R_0 e^{B\left(\frac{1}{T} - \frac{1}{T_0}\right)} \tag{16-2}$$

式(16-2)中 R_T、R_0 是温度为 T、T_0 时的电阻值(T 为热力学温度,单位为 K);B 是热敏电阻材料常数,一般情况下 B 为 2000~6000K. 热敏电阻一定,B 为常数,对式(16-2)两边取对数,则有

$$\ln R_T = B\left(\frac{1}{T} - \frac{1}{T_0}\right) + \ln R_0 \tag{16-3}$$

由式(16-3)可见,$\ln R_T$ 与 $1/T$ 呈线性关系,作 $\ln R_T$-$1/T$ 直线图,由斜率即可求出常数 B.

2.pn 结温度传感器

pn 结温度传感器是利用半导体 pn 结的正向结电压对温度进行测量的,实验证明电流一定,pn 结的正向电压与温度之间具有线性关系. 通常将硅三极管 b、c 极短路,用 b、e 极之间的 pn 结作为温度传感器测量温度. 硅三极管基极和发射极间正向导通电压 U_{be} 一般约为 600mV(25℃),且与温度成反比. 线性良好,温度系数约为–2.3mV·℃$^{-1}$,测温精度较高,测温范围可达–50~150℃. pn 结组成二极管的电流 I 和电压 U 满足下面关系式:

$$I = I_s(e^{qU/kT} - 1) \tag{16-4}$$

在常温条件下,$U > 0.1$V 时,式(16-4)可近似为

$$I = I_s e^{qU/kT} \tag{16-5}$$

式(16-4)、式(16-5)中,电子电量 $q = 1.602 \times 10^{-19}$C,玻尔兹曼常量 $k = 1.381 \times 10^{-23}$J·K^{-1},$T$ 为热力学温度,I_s 为反向饱和电流.

正向电流保持恒定且电流较小条件下,pn 结的正向电压 U 和热力学温度 T 近似满足下面的线性关系:

$$U = BT + U_{g0} \tag{16-6}$$

式(16-6)中 U_{g0} 为半导体材料在 $T = 0$K 时的禁带宽度,B 为 pn 结的结电压温度系数. 实验测量如图 16-3 所示. 图中用+5V 恒压源使流过 pn 结的电流约为 400μA(25℃).

测量 U_{be} 时用 U_{be1}、U_{be2} 两端，作传感器应用时从 U_o(pn 结电路后放大器输出端)输出.

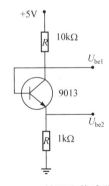

3. 电压型集成温度传感器(LM35 型)

集成温度传感器是将热敏元件、放大器、温度补偿元件及测量电路集成在一个基片上的测温器件，电压型集成温度传感器的输出电压与温度成正比. LM35 电压型集成温度传感器的工作温度范围在–55～+150℃，灵敏度为 $10\text{mV} \cdot \text{K}^{-1}$，被测温度与输出电压 U 之间的关系为

图 16-3　pn 结温度传感器

$$U = kt \tag{16-7}$$

式中 k 为传感器的灵敏度，t 为摄氏温度. 实验测量时只要直接测量其输出端电压 U，即可知待测量的温度.

【实验器材】

温度传感器特性及人体温度测量实验仪.

实验装置面板分布如图 16-4 所示. 实验装置有六部分，即温度传感器、放大

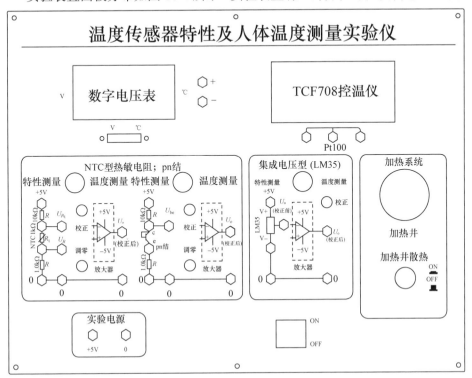

图 16-4　实验装置面板图

器、电源、数字电压表、控温仪及干井式恒温加热炉. 实验时，按面板电路图插接好实验电路，将温度传感器(Pt100)插入干井式恒温加热炉的一个井孔，待测传感器插入另一个井孔就能实验.

【实验步骤】

1. 测量 NTC 型热敏电阻，作出电阻-温度特性曲线并制作数字式人体温度计

(1) 按面板指示接线，连接恒压源、热敏电阻等. 将温控传感器 Pt100 铂电阻(A 级)插入干井式恒温加热炉的中心井，另一只待测试的 NTC 热敏电阻(1kΩ)插入干井式恒温加热炉另一井.

(2) 先测量室温时热敏电阻两端电压 U_{R_t}，同时测量 U_{R_1} 电压，然后开启加热器，每隔 5.0℃控温系统设置一次，在控温稳定 2min 后，测量热敏电阻两端的电压，同时测量 U_{R_1} 电压，由 $I_0 = U_{R_1}/R_1$ 得知热敏电阻上通过的电流，直到 60.0℃为止. 根据 $R_t = U_{R_t}/I_0$，利用 U_{R_t}、电流 I_0，计算该温度时热敏电阻的阻值，从而得到 NTC 热敏电阻一系列温度时的电阻值.

(3) 将 $\ln R_T$-$1/T$ 关系数据进行拟合，得到 R_T 与 $1/T$ 的关系公式，并求出常数 B.

(4) 选取 35~42℃，电阻 R 与 t(摄氏温度)近似呈线性关系的温度范围，制作数字温度计，并与标准水银温度计进行对比测量.

(5) 用自己组装的数字式人体温度计进行人体部分部位(腋下、眉心、手掌内)的温度测量并与水银体温表测量的温度进行比较，了解人体各部位温差的原因.

2. pn 结温度传感器温度特性的测量及应用

将温控传感器 Pt100 铂电阻插入干井式恒温加热炉中心井，pn 结温度传感器插入干井式恒温加热炉另一个井内. 按要求插好连线，从室温开始测量，然后开启加热器，每隔 10.0℃控温系统设置温度，测量 pn 结正向导通电压 U 与热力学温度 T 的关系，通过作图求 pn 结温度传感器的灵敏度.

制作电子温度计：将 pn 结的 U 随温度变化的电压(负温度系数–2.3mV · ℃⁻¹)通过放大电路转化为正温度系数 10mV · ℃⁻¹ 的电压输出，并将输出电压与标准温度进行对比校准，即可制成数字式人体温度计. 最后用标准水银温度计对自制数字式人体温度计进行校准.

3. 实验数据及处理

要求同学自行设计表格.

【注意事项】

考虑到实验的安全性，温度传感器实验设置的最高实验温度为 80.0℃.

【思考题】

(1) 本实验所用三种温度传感器各有什么优点？

(2) 除了本实验提到的温度传感器以外，你还了解哪些温度传感器？它们的工作原理是什么？

(邓玲　刘东华)

实验 17　人耳听阈曲线的测量

【实验目的】

(1) 掌握声强级、响度级、等响曲线和听阈的基本概念.

(2) 熟悉使用听觉实验仪测听阈曲线的基本方法.

实验17PPT

(3) 了解通常情况下人听觉能感受到机械波的频率和声强范围.

【实验原理】

1. 声强级

频率在 20～20000Hz 范围内的机械振动在空气或其他介质中激起的纵波，能引起人的听觉，称为声波. 描述声波能量的大小常用声强和声强级两个物理量. 声波的强度称为声强(I)，即在单位时间内通过垂直于声波传播方向上单位面积的声波能量. 实际上，在人类的听觉区域中，感受声强变化的差别很大. 以频率为 1000Hz 的声波为例，通常情况下人能听到的最低声强为 $10^{-12}\text{W}\cdot\text{m}^{-2}$，而最高能忍受的声强为 $1\text{W}\cdot\text{m}^{-2}$，相差 10^{12} 倍，但人耳的主观感受并没有这样大的差别. 大体上，声强增加 10 倍，主观感受到的声音大小增加约 1 倍. 因此，声学上通常用声强的对数来表示声音强度等级，即声强级. 声强级(L)是声强的对数标度，单位为分贝，记为 dB. 声强与声强级的关系为

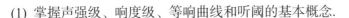

$$L = 10\lg\frac{I}{I_0}(\text{dB})$$

式中 $I_0 = 10^{-12}\,\text{W}\cdot\text{m}^{-2}$ 是声学中规定的标准参考声强. 声强级的引入方便了人耳对声音强弱主观感觉的定量描述.

2. 响度级

人耳对声音强弱的主观感觉称为响度. 响度不仅取决于声强级的大小, 而且还与声波的频率有关. 不同频率的声波在人耳中引起相等的响度时, 它们的声强级并不相等. 而在同一频率下, 响度会随声强级的增大而增大, 但两者并不是简单的线性关系. 在物理学中用响度级来定量描述声音的响度. 规定频率为 1000Hz 纯音的响度级(单位为方)在数值上等于其声强级(以 dB 为单位). 其他频率的被测声音听起来与某种声强下的 1000Hz 的纯音同样响度, 此 1000Hz 纯音的响度级就是该被测声音的响度级. 例如, 频率为 100Hz、声强级为 72dB 的声音与 1000Hz、60dB 的纯音等响. 由于 1000Hz、60dB 的纯音的响度级为 60 方, 所以 100Hz、72dB 的声音的响度级也为 60 方.

3. 等响曲线与听觉区域

以声音频率为横坐标, 声强级(或声强)为纵坐标, 绘出与 1000Hz 的纯音等响时的声强级(或声强)与频率的关系曲线称为等响曲线. 图 17-1 给出了正常人耳的等响曲线. 引起听觉的声音不仅在频率上有一定的范围, 而且在声强上也有一定的范围. 就是说对于任一在可听声频率范围内的声波, 声强也必须达到某一数值才能引起人耳听觉, 能引起听觉的最小声强值称为听阈. 对于不同频率的声波听

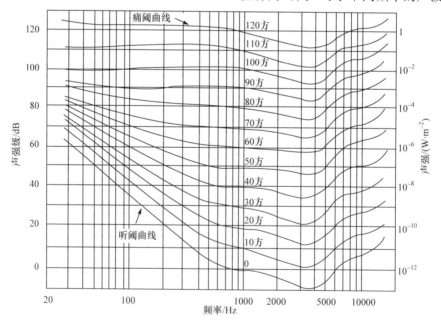

图 17-1 等响曲线与听觉区域

阈不同, 听阈与频率的关系曲线称为听阈曲线. 随着声强的增大, 人耳感受到声音的响度也增高, 当声强超过某一最大值时, 声音会引起人耳的痛感, 人耳可容忍的最大声强值称为痛阈. 对于不同频率的声波, 痛阈也不同, 痛阈与频率的关系曲线称为痛阈曲线. 如图 17-1 所示, 听阈曲线即为响度级为 0 方的等响曲线(最下面的那条曲线), 痛阈曲线则为响度级为 120 方的等响曲线(最上面的那条曲线). 图 17-1 中, 听阈曲线、痛阈曲线及频率 20Hz 线与 20000Hz 线所包围的区域称为听觉区域, 表示只有频率在 20～20000Hz、声强值在痛阈曲线和听阈曲线之间的声波才能引起人耳的正常听觉. 不同人的等响曲线并不完全一样, 例如, 老年人对高频声音的敏感度比年轻人差得多. 在临床上常用听力计测定病人对各种频率声音的听阈值, 然后与正常人的听阈进行比较, 用以诊断病人的听力是否正常.

【实验器材】

听觉实验仪、双声道耳机.

听觉实验仪的种类很多, 但基本功能和操作方法大体相同. 首先将耳机与听觉实验仪连接好并选择待测的左耳或右耳单独发声, 通过调节频率旋钮可调节所听到的纯音频率, 频率值可通过仪器读出. 然后通过调节声强级或衰减值, 可改变所听到的纯音在某一频率时的响度, 同样在仪器上能读出相应声强级或衰减值的大小. 我们可以调节频率和声强级这两个变量来改变所听到的声音响度, 并记录不同频率下听到最小响度时对应的声强级, 从而达到测试听力的目的.

【实验步骤】

(1) 熟悉听觉实验仪面板上各键和旋钮功能, 连接耳机. 被测者戴上耳机, 调节频率和声强级(或衰减值)感觉响度的变化规律.

(2) 被测试者背向仪器, 可以在同组者的帮助下, 将频率旋钮旋到待测频率.

(3) 将右耳(或左耳)和间断(或连续)的开关按需要选择好, 将高音量(或低音量)的开关进行适当选择.

(4) 递增声强级法测量: 先将声强级设置较小, 使被测试者听不到声音, 再逐渐增大声强级, 直到被测试者能听到声音. 记下刚好可以听到声音时声强级读数 L_1(dB).

(5) 递减声强级法测量: 将声强级设置较大, 使被测试者能听到声音, 逐渐减小声强级, 直到被测试者听不到声音. 记下刚刚可以听到的最小声音时声强级读数 L_2(dB).

(6) 通过公式 $\overline{L}_{测} = \dfrac{L_1 + L_2}{2}$, 计算出某频率下被测试者的听阈声强级平均值

$\overline{L}_{测}$(dB).

(7) 重复步骤(2)～(6)，分别测试被测试者在 64Hz、128Hz、256Hz、512Hz、1kHz、2kHz、4kHz、8kHz、16kHz 这 9 个频率下左、右耳的听阈，分别求出各频率对应的平均声强级 $\overline{L}_{测}$(dB). 注意，在重复读数时，被测试者本人不应知晓读数值，可由他人代替记录，另外重复次数也不宜过多.

(8) 如果以上步骤调节响度时调节的是仪器的衰减量，则可将所测得的不同频率下平均衰减量 $\overline{L}_{测}$(dB)(负值)与表 17-1 所给的 0dB 衰减时耳机在相应频率的声强级 L_0 相加，即为被测试者在该频率下的听阈所对应的声强级.

表 17-1　0dB 衰减时不同频率下耳机发出声波的声强级的分贝数

频率/Hz	64	128	256	512	1000	2000	4000	8000	16000
声强级 L_0/dB	68	72	79	83	85	82	74	70	48

(9) 将以上测量和计算值填入表 17-2 中.

表 17-2　听阈曲线测量数据表

频率/Hz			64	128	256	512	1000	2000	4000	8000	16000
听阈声强级/dB	左耳	L_1									
		L_2									
		$\overline{L}_{测}$									
	右耳	L_1									
		L_2									
		$\overline{L}_{测}$									

(10) 以表中各频率值(可在图 17-1 半对数坐标系中的横坐标刻度线上直接标出)为横坐标，以平均声强级为纵坐标，确定不同频率声波所对应听阈声强级的坐标点并将其连线，即为被测试者自身的听阈曲线. 在同一坐标系中分别做出左耳和右耳的听阈曲线.

(11) 将实验所得听阈曲线与标准听阈曲线相比较，判定被测试者听力的健康程度.

【注意事项】

(1) 时刻注意耳机连接线导电情况是否正常，不可随意拉扯该连线，避免由于连线接触不良而造成的测量误差.

(2) 测试环境保持安静, 不得说话或走动. 如需同学间配合完成实验, 可利用仪器自带的指示灯交流.

(3) 应尽量避免由听觉疲劳和主观印象带来的测量误差.

【思考题】

(1) 有人说声强级为 40dB 的声音听起来一定比 30dB 的声音更响一些, 这种说法是否正确? 为什么?

(2) 在重复读数时, 为什么要求被测试者本人不能知晓读数值?

(王晨光)

实验 18　用气体压力传感器测量人体的心律与血压

【实验目的】

(1) 掌握气体压力传感器的工作原理及利用标准指针式压力表对数字式压力表进行定标的原理.

(2) 熟悉人体心律与血压的测量方法.

实验18视频资料　　实验18PPT

【实验原理】

1. 压力传感器

压力(压强)是一种非电量的物理量, 气体压强的测量除了用传统的指针式气体压力表来测量外, 也可以用气体压力传感器将气体压强量转换成电量(电压), 实现压强测量的数字显示和监控. 压力传感器是一种用压阻元件组成的桥, 其原理如图 18-1 所示.

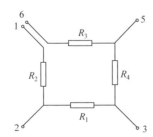

管脚	定义
1	GND
2	U^+
3	OUT^+
4	空
5	U^-
6	GND

图 18-1　压力传感器原理示意图

给气体压力传感器加上+5V 的工作电压，气体压强范围为 0～40kPa，则它随着气体压强的变化能输出 0～75mV(典型值)的电压，在 40kPa 时输出 40mV(min)；100mV(max). 由于制作技术的关系，传感器在 0kPa 时，其输出不为零(典型值为±25mV)，故可以在 1、6 脚间串接小电阻来进行调整.

2. 理想气体定律

理想气体的状态可用体积 V 、压强 p 、温度 T 来确定. 在通常大气环境条件下，气体可视为理想气体(气体压强不大)，理想气体遵守以下定律.

玻意耳(Boyle)定律：对于一定量的气体，假定气体的温度 T 保持不变，则其压强 p 和体积 V 的乘积是一常量，即

$$p_1 V_1 = p_2 V_2 = \cdots = p_n V_n = 常量$$

气体定律：任何一定量气体的压强 p 和体积 V 的乘积除以自身的热力学温度 T 为一个常量，即

$$\frac{p_1 V_1}{T_1} = \frac{p_2 V_2}{T_2} = \cdots = \frac{p_n V_n}{T_n} = 常量$$

3. 心律和血压的测量

人体的心律、血压是人的重要生理参数，心跳的频率、脉搏的波形和血压的高低是判断人身体是否健康的重要依据.

心脏跳动的频率称为心律(次/分钟)，心脏在周期性波动中挤压血管引起动脉管壁的弹性形变，在血管处测量此应力波得到的就是脉搏波. 因为心脏通过动脉血管、毛细血管向全身供血，所以离心脏越近测得的脉搏波强度越大，反之则相反. 现在脉搏测量不再局限于传统的人工测量法或听诊器测量法，利用压阻传感器对脉搏信号进行检测，并利用单片机技术进行数据处理，实现智能化的脉搏测试，同时可通过示波器对检测到的脉搏波进行观察，通过脉搏波形的对比来进行心脏的健康诊断.

动脉血管中脉动的血流对血管壁产生的侧向垂直于血管壁的压强称为血压. 主动脉血管中垂直于管壁的血压的峰值称为收缩压，谷值称为舒张压. 临床上血压测量技术可分为直接法和间接法，血压间接测量方法中，常用的是听诊法(柯氏音法)和示波法，它们都是将袖带加压至阻断动脉血流，然后缓慢减压，其间手臂中会传出声音及压力小脉冲. 柯氏音法是靠人工识别手臂中传出的声音来判别读出收缩压和舒张压的；而示波法是靠传感器识别从手臂中传到袖带中的小脉冲的，从而得出血压值. 本实验要求掌握的是医院常规使用的柯氏音法测量人体血压.

【实验器材】

　　压力传感器特性及人体心律与血压测量实验仪面板如图 18-2 所示. 它采用了压力传感器原件，传感器把气体压强转换成电压，配合数字电压表和放大器组成数字式压力表，并用标准压力表定标. 该仪器主要是测量人体血压，故测量气体压强范围固定为 0～32kPa. 仪器通电后，除了测量仪表及"实验电源"外，实验电路(传感器)要插上所指示规定的电源后才能工作，放大器 ±5V 电压内部已经接好. 实验组装的数字压力表(0～32kPa)要定标后才能用，分辨率为 0.1kPa.

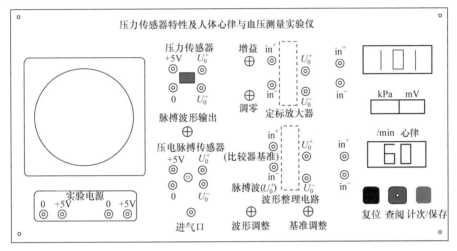

图 18-2　压力传感器特性及人体心律与血压测量实验仪面板示意图

　　本实验仪器所用气体压力表为精密微压表，测量压强范围应在全量程的 4/5，即 32kPa. 微压表的 0～4kPa 为精度不确定范围，故实际测量范围为 4～32kPa. 实验时，压气球只能在测量血压时使用，不能直接接入进气口，测量压力传感器特性时必须用定量输气装置(注射器).

【实验步骤】

　　1. 实验前准备工作

　　接通电源，打开仪器电源开关，指示灯亮，预热 5min 待仪器稳定后才能开始做实验.

　　2. 气体压力传感器的特性测量

　　(1) 气体压力传感器输入端加实验电压(+5V)，输出端接数字式电压表，通过注射器改变管路内的气体压强.

(2) 气体压强 p 在 4～32kPa 范围内选 8 个点. 将实验测得的气体压力传感器的输出电压数据记入表 18-1 中.

表 18-1 气体压力传感器输出特性的实验数据

(室温：_____℃)

气体压强 p/kPa								
输出电压 U/mV								

(3) 画出气体压力传感器的压强 p 与输出电压 U 的关系曲线.

(4) 计算气体压力传感器的灵敏度 A.

$$A = U/p = \underline{\qquad\qquad} \text{mV} \cdot \text{kPa}^{-1}$$

3. 数字式压力表的组装及定标

(1) 将气体传感器的输出与定标放大器的输入端连接，再将放大器输出端与数字电压表连接.

(2) 反复调整气体压强为 4kPa 与 32kPa 时放大器的零点与放大倍数，使放大器输出电压在气体压强为 4kPa 时为 40mV，在气体压强为 32kPa 时为 320 mV.

(3) 将放大器零点与放大倍数调整好后，零键开关按在 kPa 挡，组装好的数字式压力表可用于人体血压或气体压强的测量及数字式显示.

4. 心律的测量

(1) 将压阻式脉搏传感器放在手臂脉搏最强处，插口与仪器脉搏传感器插座连接，接上电源(+5V)，绑上血压袖套，稍加些压(压几下压气球，压强以示波器能看到清晰脉搏波形为准，如不用示波器则要注意脉搏传感器的位置，调整到计次灯能准确跟随心跳频率).

(2) 按下"计次、保存"按键，仪器将会在规定的 1min 内自动测出每分钟脉搏的次数，并以数字显示测出的脉搏次数. 做 3 次以上取平均值得出心律值.

心律：_____次 · min^{-1}.

5. 血压的测量

(1) 采用柯氏音法测量血压，将测血压袖套绑在手臂脉搏处，并把医用听诊器插在袖套内脉搏处.

(2) 血压袖套连接管用三通接入仪器进气口，用压气球向袖套压气至 20kPa，打开排气口，缓慢排气，同时用听诊器听脉搏音(柯氏音)，当听到第一次柯氏音时，记下压力表的读数为收缩压，当排气到听不到柯氏音时，最后一次听到柯氏音时对应的压力表读数为舒张压.

(3) 如果舒张压读数不太肯定，可以用压气球补气至舒张压读数之上，再次缓慢排气，再读出舒张压. 各做 3 次以上取平均值得出血压值.

血压：收缩压=＿＿＿＿＿＿＿＿kPa；舒张压=＿＿＿＿＿＿＿＿kPa.

【注意事项】

实验时严禁加压超过 36kPa(瞬态). 瞬态超过 40kPa 时，微压表可能损坏.

【思考题】

(1) 定标的物理意义.

(2) 用标准指针式压力表校准组装的数字式压力表时，其读数偏大还是偏小？是什么因素导致的这种情况？

(仇惠)

实验 19　A 型超声探测

【实验目的】

(1) 了解超声波的产生、发射和接收的基本原理；了解超声波的性质及生物效应.

(2) 掌握用 A 型超声实验仪测量声速的原理及方法；掌握超声探伤(诊断)的物理基础.

实验19视频资料　　　实验19PPT

【实验原理】

1. 超声波的产生与接收

产生超声波的方法有多种，如热学法、力学法、静电法、电磁法、磁致伸缩法、激光法以及压电法等，但应用最普遍的是压电法. 压电法采用了压电式换能器，也称之为探头，它是利用某些晶体的压电效应制成的. 压电效应是指压电晶体相对的两个表面受到压力或拉力时，晶体两个表面上出现等量异号电荷的现象. 在一定范围内，受力越大产生电荷越多，当晶片受到变化的压力和拉力交替作用时，晶片的两表面之间产生同样规律的电压变化. 压电效应有逆效应，当晶体两个表面加上交变电压时，晶片的厚度将视电场的方向而变化.

如果对晶片施加频率大于 20000Hz 的交变电压(由高频振荡器产生)，那么在交变电场的作用下,压电晶体将发生同频率的压缩和拉伸形变，即产生超声振动，该振动在弹性介质中传播即形成超声波. 若利用压电效应，可将超声能转变为电能，这样就可实现介质中超声波的探测.

将压电晶体相对的两个表面镀上薄银层，焊上导线作为电极，就构成一个简单的探头，既可发射超声波，又可接收超声波.

2. 超声波的反射

超声波在传播过程中，若遇到两种声阻抗不同的介质界面，将发生反射与折射. 在垂直入射的条件下，反射波强度与入射波强度有如下关系:

$$\frac{I_{\mathrm{r}}}{I_{\mathrm{i}}} = \frac{(Z_2 - Z_1)^2}{(Z_2 + Z_1)^2} \tag{19-1}$$

式中，I_{r} 表示反射波强度，I_{i} 表示入射波强度，Z_1、Z_2 分别表示第一种介质和第二种介质的声阻抗. 由式(19-1)可知，当两种介质声阻抗相差较大时，反射波强度较大；声阻抗接近时，反射波强度较弱. 在实际应用时，可根据超声探头接收到的反射波(回波)强度判断介质的性质.

3. 超声测厚度及声速

利用超声波测量介质厚度或异物深度(探伤)时，通常是将超声波所经介质界

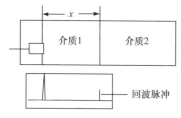

图 19-1 介质界面与回波脉冲信号

面的回波先通过探头转变成高频电压，然后经电子学处理转变成相应的电脉冲信号并显示在示波器荧光屏上，根据两回波出现的时间间隔 t 及介质的声速 c，计算出所对应的介质厚度 x，如图 19-1 所示. 由于在前后两个回波所对应的时间间隔内,超声波经历了入射和反射两个过程之后才被探头接收，所以

$$x = c \cdot \frac{t}{2} \tag{19-2}$$

若测出介质厚度 x，在示波器荧光屏上读出与介质厚度对应的两回波脉冲的间隔时间 t，就可计算出声速 c，或者利用 x 与 t 的线性关系求出声速 c.

超声的 A 型显示方式以回波出现的位置表示界面的深度，回波幅度的大小表示界面反射的强弱. 通常，以荧光屏的横坐标(时间轴)表示深度，纵坐标表示回波脉冲幅度. 临床上使用的 A 型超声诊断仪，其横坐标的标度即体内界面的深度.

超声波作用于人体时，由于生物效应会对人体组织造成一定的伤害，因此，

必须重视安全剂量. 一般认为超声对人体的安全强度阈值为 $100\text{mW} \cdot \text{cm}^{-2}$. 本仪器超声强度小于 $10\text{mW} \cdot \text{cm}^{-2}$，可安全使用.

【实验器材】

A 型超声实验仪、数字示波器、有机玻璃水箱、金属反射板、样品架(可放置 12 个样品、样品包括铝、铁、铜、有机玻璃、冕玻璃和带缺陷的铝柱)、探头(两个)、接线(三根、其中 Q9 线一根)、游标卡尺.

1. 主机面板上按键、接线柱名及连接

实验主机面板如图 19-2 所示，共分三个工作区域.

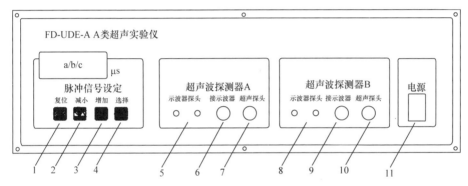

图 19-2　A 型超声实验仪主机面板示意图

(1) 脉冲信号设定. 各按键作用为：1——复位按键，即恢复主机设定的工作状态；2——减小按键，即减小同步信号(扫描信号)的低电平持续时间；3——增加按键，即增加同步信号(扫描信号)的低电平持续时间；4——选择按键，即选择工作模式，选择 a 时 A 路探测器工作，选择 b 时 B 路探测器工作，选择 c 时，A、B 两路探测器同时工作. 按选择键，a、b、c 轮流显示.

(2) 超声波探测器 A. 各接线柱连接：5——示波器探头(A 路)，即接示波器 CH1 或 CH2 通道；6——接示波器(A 路)，即接示波器的 EXT 通道，同步性好的数字示波器可以不接此线；7——超声探头(A 路)，即连接超声探头.

(3) 超声波探测器 B. 各接线柱连接：8——示波器探头(B 路)，即接示波器 CH1 或 CH2 通道；9——接示波器(B 路)，即接示波器的 EXT 通道，同步性好的数字示波器可以不接此线；10——超声探头(B 路)，即连接超声探头.

(4) 电源 11——电源开关.

2. 主机工作原理

主机工作原理框图见图 19-3. 本仪器为双路输出，即 A 路和 B 路，两路信号一样，实验时可任选一路完成实验.

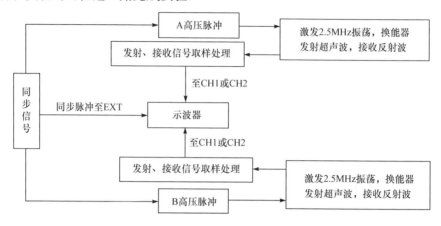

图 19-3 主机工作原理框图

主机内由单片机来控制同步脉冲信号与 A(或 B)路高频振荡信号的同步. 在同步脉冲信号的上升沿，电路发出一个高频高压脉冲 A(或 B)至压电换能器，这是一个幅度呈指数形式减小的脉冲. 此脉冲信号有两个用途：一是作为被取样的对象，在幅度尚未变化时被取样处理，然后输入示波器形成始波脉冲；二是作为超声波波源的控制信号，即当此脉冲幅度变化到一定程度时，压电换能器产生谐振，并在介质中激发出频率等于谐振频率的超声波(本仪器采用的压电晶体的谐振频率是 2.5MHz). 超声波遇到两种不同介质的界面时将发生反射，第一次反射回来的超声波又被同一探头接收，此信号经放大、检波、整形处理后以脉冲形式输入示波器，在荧光屏上形成第一回波，由于超声波在不同介质中的衰减程度以及遇到不同介质界面时发射率不同,还有可能形成第二回波或更多次回波，如图 19-4 所示.

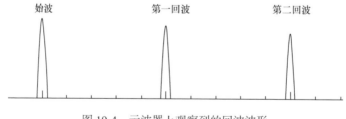

图 19-4 示波器上观察到的回波波形

由仪器工作原理可知，始波脉冲产生的时刻并非超声波发出的时刻，超声波发出的时刻约延迟 0.5μs,所以实验时应尽可能取第一回波到第二回波间的时间差作为测量结果，以减少实验误差.

【实验步骤】

1. 水中声速测定

(1) 准备工作：在有机玻璃水箱侧面装上超声波探头后注入清水，至超过探头位置 1cm 左右即可. 探头另一端与仪器 A 路(或 B 路)"超声探头"接线柱相接. "示波器探头"左边接线柱与 Q9 线的输出端相连，右边接线柱与 Q9 线的接地端相连. 这根 Q9 线的另一端与示波器的 CH1 或 CH2 相连. 如果示波器的同步性能不稳，可再拿一根 Q9 线将仪器的"接示波器"接线柱与示波器的"EXT"相连，以此同步信号作为示波器的外接扫描信号.

(2) 打开主机电源，按"选择"键选择合适的工作状态，显示 a 为 A 路探测器工作，显示 b 为 B 路探测器工作，c 为两路一起同步工作. "脉冲信号设定"中的"增加"和"减少"按钮用以设定同步脉冲信号(也称外部扫描信号)的低电平持续时间，但仪器设置已满足一般实验要求，此二旋钮可以不动.

(3) 将金属挡板放在水箱中的不同位置，并测出探头表面与金属挡板之间的垂直距离 x，利用示波器测出每个位置下超声波的传播时间 t. 可每隔 5cm 取一个点，每个被测量值重复 3 次求平均值. 将水箱中金属挡板在不同位置时超声波传播时间的数据填入表 19-1 中.

表 19-1　水箱中金属挡板在不同位置时超声波传播时间

x/m	t/μs			$(\bar{t}/2)$/s
	1	2	3	
0.05				
0.10				
0.15				
0.20				
0.25				
0.30				

(4) 将实验数据作 x-t/2 拟合，根据拟合直线的斜率求水的声速，并与理论值进行比较，记录下实验时的温度. 注意实验中有时能看到水箱壁反射引起的回波，应该分辨出来并且舍弃.

2. 金属材料探伤

(1) 超声探伤原理图见图 19-5. 实验仪与示波器的连接和设置同"水中声速测定"内容(1)、(2).

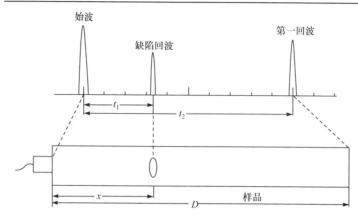

图 19-5 超声探伤原理图

(2) 在样品架上任选一种内部有缺陷的柱状金属材料，在样品上涂上耦合剂(如甘油).

(3) 将探头对应缺陷位置放置，测出始波到缺陷引起的回波的时间差 t_1.

(4) 移动探头，使探头置于无缺陷位置，测出始波到第一回波(样品底面回波)的时间 t_2.

(5) 用游标卡尺测出样品总长度 D，根据 $x = \dfrac{t_1}{t_2} D$ 算出缺陷位置.

3. 测金属样品的声速

(1) 实验仪与示波器的连接和设置同"水中声速测定"内容(1)、(2).

(2) 在样品架上任选一种金属材料，在样品表面涂上耦合剂(如甘油)，在示波器荧光屏上测出第一回波到第二回波的时间差 t，测 5 次求平均值.

(3) 用游标卡尺测金属样品的高度 H，测 5 次求平均值.

(4)算出金属中的声速. 注意：①由于市售样品常为合金材料(如合金铝)，所测值可能与纯材料(如纯铝)的标称值有较大偏差；②有些材料由于吸收超声波的能力较强，所以第二界面反射太弱，故没有第二回波，此时只能取始波到第一回波的时间差作为估测.

4. 观察颅内界面位置或肝脏界面深度

【注意事项】

(1) 需选配 60M 双踪数字存储示波器.

(2) 数字存储示波器应使用其配套探头，否则会使波形失真，影响读数精度.

(3) 探头与探测物间要涂声耦合剂，常用的耦合剂为对人体无刺激且不易流失的油类，如甘油、蓖麻油等.

(4) 仪器配置外接电源线为三芯电源线，要求实验室电源为三芯插座，且接地良好.

(5) 注意不要将超声波探头及示波器探头插错(超声探头连接的 Q9 插座输出为 300V 以上的高压)，否则会损坏示波器的外触发电路.

(6) 超声探头处有 380V 高压，插拔时要注意安全.

【思考题】

(1) 解释压电效应及逆效应.

(2) 简述 A 型超声诊断的基本原理.

(3) 超声波的传播速度与哪些因素有关?

(刘东华　秦松梅)

实验 20　显微摄影

【实验目的】

(1) 了解显微摄影的原理.

(2) 掌握显微摄影的操作方法.

(3) 熟悉 Photoshop 软件的使用.

实验20视频资料　　　实验20PPT

【实验原理】

显微摄影是把显微镜的物镜和目镜组成的光学系统作为相机的镜头，去拍摄人眼看不清的微小物体，这种对微小物体的放大成像可直接为教学科研服务.

根据显微镜原理可知，当被观察的标本放在物镜前焦点稍外处时，将在目镜前焦点内侧附近形成一个放大倒立的实像,这时通过目镜可看到标本放大的虚像，如图 20-1 所示.

如果使标本远离物镜，或升高目镜使目镜与物镜距离增大，则标本通过物镜后所成的像在目镜前焦点的外侧，这时目镜将此像再次放大，即可在目镜的另一侧得到一放大的实像，如图 20-2 所示.

若在目镜的实像处放置数码照相机，就能把标本拍摄下来，这就是显微摄影的原理.

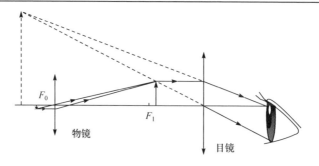

图 20-1　显微摄影光路图

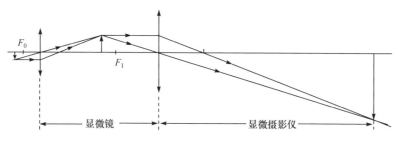

图 20-2　显微摄影光路图

【实验器材】

生物显微镜、数码相机、计算机.

实验所用的数码显微摄影装置如图 20-3 所示.

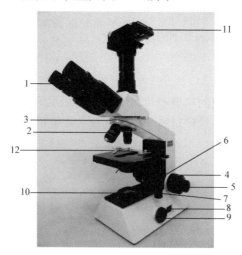

图 20-3　数码显微摄影装置示意图

1. 目镜；2. 物镜；3. 物镜转换器；4. 粗动调焦手轮；5. 微动调焦手轮；6. 载物台垂直控制钮；7. 载物台水平控制钮；8. 电源开关；9. 亮度调节旋钮；10. 集光器；11. 数码相机；12. 样品夹

【实验步骤】

1. 显微镜的调节

1) 打开照明

(1) 打开显微镜的电源开关.

(2) 旋转光强调节旋钮调节光强，顺时针旋转光强调节旋钮增强光强，逆时针旋转降低光强.

2) 把样品放到载物台上

(1) 逆时针旋转粗动调焦手轮，把载物台完全降下.

(2) 向外打开夹片器，放上样品制片，轻轻松开夹片器，使其恢复原位.

(3) 旋转垂直控制钮可沿前后方向移动样品制片；旋转水平控制钮可沿左右方向移动样品制片. 边观察边移动样品到需要的位置.

3) 聚焦

(1) 旋转物镜转换器使 4× 物镜转到样品之上.

(2) 旋转物镜的粗调，使样品尽可能接近物镜.

(3) 通过目镜观察样品，慢慢旋转粗调使载物台下降，粗聚焦后，旋转微调精确聚焦.

4) 调节光瞳间距

光瞳间距调节是调节两个观察筒的距离从而可以观察到一个单一的显微镜像，这可以大大减轻观察时的疲劳.

5) 调节屈光度

屈光度的调节是补偿观察者左右眼的视力差.

(1) 用右眼通过右边目镜镜头观察，并旋转粗调钮及细调钮使样品聚焦.

(2) 用左眼通过左边目镜镜头观察，只旋转屈光度调节环使样品聚焦.

6) 调节聚光镜和孔径光阑

通常聚光镜放在最高位置，如果整个视场中亮度不够，可轻微降低聚光镜来提高光强.

7) 改变放大率

抓住物镜转换器，并将所需的物镜旋转至样品的上方.

2. 拍摄与图像处理

打开数码相机开关，调节显微镜粗调与细调，在数码相机显示屏上看到清晰的标本像后即可拍摄，并将拍摄图像导入计算机. 打开 Photoshop 软件，获取自己所需的图像. 打印图像.

【注意事项】

(1) 请勿反复打开和关闭显微镜开关，否则开关会发生故障.

(2) 样品制片放到载物台上时，要轻轻拨动夹片器，以免损坏载玻片边缘.

【思考题】

试说明显微摄影原理?

(韦相忠　刘东华)

实验 21　旋光仪的使用和测量

实验21视频资料

【实验目的】

(1) 掌握使用旋光仪测量旋光性溶液浓度的原理和方法.

(2) 熟悉测量旋光性溶液的旋光角以及计算旋光率和浓度的实验过程.

实验21PPT

(3) 了解旋光性溶液的旋光特性及旋光仪的结构特点.

【实验原理】

线偏振光通过某些透明物质后，其振动面将旋转一定的角度，这种现象称为旋光现象. 旋转的角度 ψ 称为旋光角. 能够使线偏振光振动面发生旋转的物质，称为旋光物质. 面对入射光的方向，使线偏振光的振动面沿逆时针方向旋转的物质称为左旋物质. 反之，称为右旋物质.

线偏振光通过旋光性溶液(如葡萄糖溶液)时，旋光角与溶液的浓度 c 、光在溶液中穿过的距离 L 、温度 t 及入射光波长 λ 有关. 线偏振光通过旋光性溶液的旋光角 ψ 由下式给出：

$$\psi = [\alpha]_{\lambda}^{t} cL \tag{21-1}$$

式中 $[\alpha]_{\lambda}^{t}$ 是该溶液的旋光率. 在一定温度 t 下，对于一定的入射光波长 λ ，旋光率 $[\alpha]_{\lambda}^{t}$ 在数值上等于偏振光通过单位长度、单位浓度的溶液后振动面旋转的角度. 同一旋光物质对不同波长的线偏振光有不同的旋光率，这种现象称为旋光色散. 考虑到这一情况，本实验采用钠黄光的 D 线(波长 $\lambda = 589.3\text{nm}$)测定旋光率.

若已知待测旋光性溶液的旋光率 $[\alpha]_{\lambda}^{t}$ 和液体层厚度 L ，用旋光仪测出旋光角 ψ ，即可由式(21-1)求出旋光溶液浓度，这称为直接测量法. 若不知道待测旋光性

溶液的旋光率 $[\alpha]_\lambda^t$，仍可以利用同种旋光物质的已知溶液的浓度来测定未知溶液的浓度，这种方法称为比较法. 本实验采用比较法测量旋光性溶液的浓度，其原理如下.

设 c_1、L_1、ψ_1 与 c_2、L_2、ψ_2 分别为已知和待测溶液的浓度、长度、旋光角，则

$$\psi_1 = [\alpha]_\lambda^t c_1 L_1, \quad \psi_2 = [\alpha]_\lambda^t c_2 L_2$$

二式相除

$$\frac{\psi_2}{\psi_1} = \frac{c_2 L_2}{c_1 L_1}$$

则有

$$c_2 = \frac{\psi_2 L_1}{\psi_1 L_2} c_1 \tag{21-2}$$

已知 c_1，测得 ψ_1、ψ_2、L_1、L_2 后，由式(21-2)即可求出待测溶液浓度 c_2.

如果已知溶液和待测溶液的长度相同，则式(21-2)可简化为

$$c_2 = \frac{\psi_2}{\psi_1} c_1 \tag{21-3}$$

在这里，还要注意温度改变对于旋光率的影响. 对于大多数物质，用钠光灯 D 线(波长 $\lambda = 589.3\text{nm}$)测定，当温度每升高或降低 1℃ 时，旋光率约减小或增加 0.3%. 对于要求较高的测定，最好能在恒定室温条件下，即 (20 ± 2)℃ 的环境进行.

【实验器材】

旋光仪、专用试管等.

测量物质旋光角的装置称为旋光仪. 旋光仪的光学结构如图 21-1 所示. 下面将圆盘旋光仪几个主要部件的原理加以说明.

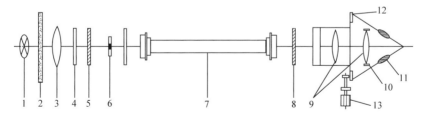

图 21-1　旋光仪光学结构示意图

1. 光源；2. 毛玻璃；3. 聚光镜；4. 滤色片；5. 起偏器；6. 半荫板(或三荫板)；7. 被测溶液(置于专用试管中)；
8. 检偏器；9. 物、目镜组；10. 聚焦旋钮；11. 读数放大镜；12. 度盘及游标；13. 度盘转动手轮

1. 起偏器、检偏器

起偏器和检偏器是同一种光学器件在两种不同使用场合下的称谓，它们都是利用偏振片只允许沿某一确定方向振动的光波通过的光学器件. 我们把这个振动方向称为该偏振片的透振方向. 用旋光仪测量旋光角 ψ 的原理就是：当起偏器与检偏器的透振方向相互平行时，根据马吕斯定律 $I = I_0 \cos^2 \theta$ (其中 I_0 为入射检偏器前的光强，I 为从检偏器射出的光强，θ 为偏振光的振动方向与检偏器的透振方向的夹角)，此时夹角 θ 为零，出射光强度为最大值，因而通过观测镜看到的应是一个最明亮的视场(而在起偏器与检偏器的透振方向相互垂直时，夹角 $\theta = 90°$，则是一暗视场). 若在起偏器与检偏器之间放入旋光性溶液后，通过旋光溶液后的偏振光的振动方向旋转了一个角度 ψ，从而使视场亮度减弱. 旋转检偏器使视场亮度复原，则检偏器所旋转的角度就是 ψ 角. 为了增强人眼判断视场明暗程度的准确性，需要借助三荫板建立起唯一确定的视场，以此作为判断检偏器旋转了 ψ 角的始点和终点的标准.

2. 三荫板

图 21-2(a)中的三荫板是由在圆形玻璃板的中央嵌入条状石英物质而构成的. 图 21-2(b)表示了面对垂直于纸面传来的光波，各种光波振动方向的示意图. 三荫板位于起偏器和检偏器之间，经过起偏器的偏振光通过三荫板后，由于石英的旋光性，通过玻璃和石英的偏振光的振动方向(图中分别为"玻"和"石"方向)互成 β 角.

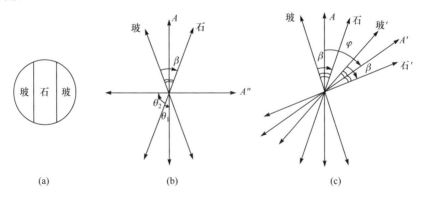

图 21-2　三荫板的旋光现象

(1) 未放入旋光性溶液时，旋转检偏器使通过检偏器的三部分光强相等，从观察镜看去只见一明亮的均匀照度的圆形视场，如图 21-3(a)所示. 此时，根据马吕斯定律，检偏器的透振方向应处于 β 角的角分线 A 位置，如图 21-2(b)所示.

(2) 放入旋光性溶液后，振动方向互成 β 角的两部分偏振光经过旋光性溶液后振动方向均旋转了 φ 角(但夹角 β 不变)，于是它们通过检偏器的光强不再相等，整个圆形视场呈中间明两边暗(或相反)，可以清楚地看到中央条形石英和两侧玻璃之间的分界线，如图 21-3(b)和(c)所示. 此时旋转检偏器使恢复为原来的均匀照度视场，即图 21-3(a)的状态，则检偏器旋转的角度即为旋光性溶液的旋光角 ψ. 根据马吕斯定律，此时检偏器的透振方向应处于 β 角的角平分线 A' 的位置，如图 21-2(c)所示.

(a) 零度视场　(b) 非零度视场(中间明两边暗)　(c) 非零度视场(两边明中间暗)

图 21-3　三荫板视场

(3) 在未放入旋光性溶液时，当 A 的透振方向处在与 A 的垂直位置 A'' (图 21-2(b))时，又可见另一均匀照度的视场，只是比前述的视场暗得多(因为 $\theta_2 > \theta_1$). 由于人眼对弱照度亮度的变化较之强照度亮度变化要敏感，所以我们选取弱照度的均匀视场作为旋光角的起点和终点的基准，从而仪器也就以此作为刻度盘的零点，称此视场为零度视场. 由于稍微旋转检偏器便可区分出零度视场和非零度视场，所以旋光角的起点和终点的基准的判定更为准确.

3. 游标

旋光仪对旋光角精确的测定是利用刻度盘上的游标进行的. 常用的是 1/20 的游标，可以读出 1° 的 1/20，即主尺上 19 个最小分度所对应的总角度值与游标的 20 个分度所对应的总角度值相等. 若主尺每一最小分度值为 1°，则游标的每个最小分度值为 $\frac{19}{20}=0.95°$，这时主尺的最小分度值与游标的最小分度值之差是 $1-\frac{19}{20}=0.05°$，如图 21-4 所示. 读数时，先观察游标的零点刻线前主尺的读数，此读数为测量值的整数，然后再看游标的哪一个刻度和主尺的某一刻度对准，此读数为测量值的小数(从游标看)，二者之和就是测量值. 为减小刻度盘的"偏心误差"，刻度盘上附有左右两个游标. 旋光角的测量值应取二者读数的平均值.

【实验步骤】

(1) 将旋光仪接通电源，约 3min 后钠光灯正常发光. 调节目镜的焦距，使视场清晰.

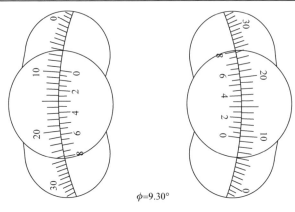

$\phi=9.30°$

图 21-4　旋光仪的双游标尺

(2) 在仪器中未放测试管(或放进充满蒸馏水的测试管 L_0)时，旋转调节手轮(即转动检偏器)观察视场变化，找出弱照度的均匀视场(零度视场)，记下此时刻度盘的左右读数窗表示数 φ_{0L} 和 φ_{0R} ，取平均值，得到起点读数 $\varphi_0 = \dfrac{\varphi_{0L} + \varphi_{0R}}{2}$ ，将数据填入表 21-1.

(3) 将管长为 L_1 、盛满已知浓度 c_1 的葡萄糖溶液的测试管放入旋光仪中(例如，本实验 c_1 可取 5.00%).

(4) 观察视场的变化，徐徐旋转调节手轮令视场恢复到原来的弱照度圆形均匀视场. 读出角度数 φ_{1L} 、 φ_{1R} ，并计算此时的角度值 $\varphi_1 = \dfrac{\varphi_{1L} + \varphi_{1R}}{2}$ ，则旋光角 $\psi_1 = \varphi_1 - \varphi_0$.

(5) 换置另一管长为 L_2 、盛满未知浓度 c_2 的同种溶液的测试管，重复步骤(4)，测其旋光角 $\psi_2 = \varphi_2 - \varphi_0$.

(6) 重复步骤(2)～(5)三次，记下相应的数据，计算 ψ_1 、 ψ_2 的平均值.

(7) 根据公式(21-2)用比较法求出待测葡萄糖溶液的未知浓度值 c_2 .

(8) 根据公式(21-1)求出该旋光性溶液的旋光率 $[\alpha]_\lambda^t$.

表 21-1　数据记录表

($L_0 = $＿＿＿＿ mm, $L_1 = $＿＿＿＿ mm, $L_2 = $＿＿＿＿ mm, $c_1 = $＿＿＿＿)

次数	无试管 (或试管中蒸馏水)			已知浓度葡萄糖溶液				未知浓度葡萄糖溶液			
	φ_{0L}	φ_{0R}	φ_0	φ_{1L}	φ_{1R}	φ_1	ψ_1	φ_{2L}	φ_{2R}	φ_2	ψ_2
1											
2											
3											

如果用同一长度的试管$(L_0 = L_1 = L_2)$先后放入蒸馏水、已知浓度葡萄糖溶液和待测浓度葡萄糖溶液,则可根据公式(21-3)用比较法求出待测葡萄糖溶液的浓度值c_2,再根据公式(21-1)求出该旋光性溶液的旋光率$[\alpha]_\lambda^t$.

【注意事项】

(1) 溶液应尽量装满测试管,残存的气泡应调整到测试管凸出部分,使其不会遮挡通过溶液的光线.

(2) 注入溶液后,测试管两端透光窗均应擦干净方可放入旋光仪进行测量.

(3) 测试管的两端经精密磨制,以保证其长度为确定值,使用时应十分小心,以防损坏测试管. 测量完毕取出测试管时要直接放回试管盒.

【思考题】

(1) 左旋与右旋有什么区别? 如何判断是左旋物质还是右旋物质?

(2) 加入三荫板测量旋光角为什么比无三荫板时测量更准确?

(3) 为什么采用双游标读数?

(张宇)

实验 22　非正常眼的模拟与矫正

【实验目的】

(1) 掌握薄透镜焦距的测量方法.

(2) 理解眼睛成像的光学原理和非正常眼的光学模型.

(3) 理解眼睛屈光不正的原因.

(4) 掌握非正常眼的矫正方法.

实验22PPT

【实验原理】

1. 薄透镜焦距的测量方法

1) 平行光法

薄透镜成像公式如下:

$$\frac{1}{u} + \frac{1}{v} = \frac{1}{f} \tag{22-1}$$

式中，u 为物距，v 为像距，f 为薄透镜的焦距.

如图 22-1 所示，若入射光为平行光，则 $u = \infty$，由式(22-1)可知

$$f = v$$

这种测量凸透镜焦距的方法称为"平行光法".

2) 自准直法

如图 22-2 所示，位于凸透镜焦平面上的物体发出的光，经过凸透镜折射后，变成平行光. 此时，如果在凸透镜后面垂直光轴放一平面反射镜，使平行光反射回来，再经凸透镜折射而成像于原物所在的焦平面上，这样物与凸透镜之间的距离即为该凸透镜的焦距，这种测量凸透镜焦距的方法称为"自准直法".

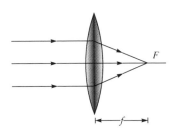

图 22-1　平行光法测凸透镜焦距　　　　图 22-2　自准直法测凸透镜焦距

3) 同轴合并法

如图 22-3 所示，如果两个焦距分别为 f_1、f_2 的薄透镜紧密贴合在一起，物体 O 由透镜 L_1 成像于 I_1 处，再由透镜 L_2 成像于 I 处，透镜自身厚度和透镜间距均可忽略，则透镜同轴合并成像公式为

$$\frac{1}{u} + \frac{1}{v} = \frac{1}{f} = \frac{1}{f_1} + \frac{1}{f_2} \tag{22-2}$$

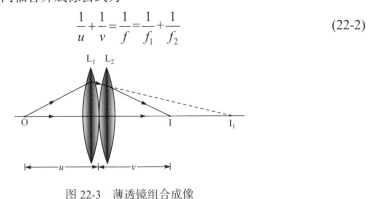

图 22-3　薄透镜组合成像

2. 眼睛的屈光不正及矫正方法

从几何光学角度看，人眼是由多种介质组成的较为复杂的共轴球面系统. 当眼睛不调节时，平行光进入人眼内，经折射后正好在视网膜上形成一个清晰的像，

这种屈光正常的眼睛称为正常眼，否则称为非正常眼或屈光不正. 屈光不正包含近视眼、远视眼和散光眼.

1) 近视眼、远视眼及其矫正

当眼睛的折射能力过强，或者眼球的前后直径太长时，平行光进入眼睛成像于视网膜前，称为近视眼. 近视眼矫正需配戴凹透镜，使光线进入眼睛前有适当的发散，才能在视网膜上清晰成像. 当眼睛的折射能力过弱，或者眼球的前后直径太短时，平行光进入眼睛成像于视网膜后，称为远视眼. 远视眼矫正需配戴凸透镜，使光线进入眼睛前有适当的会聚，才能在视网膜上清晰成像.

2) 散光眼及其矫正

前面所述的近视眼和远视眼都属于角膜的球面屈光不正，角膜在各个方向子午线的曲率半径皆相等，即各个方位的弯曲程度都相同. 而散光眼的角膜在各个子午线的曲率半径不完全相同，不同方位弯曲程度不同，使进入眼睛不同方位的光线不能同时聚焦在视网膜上，造成图像模糊不清. 如图 22-4 所示，散光眼属于非对称折射系统.

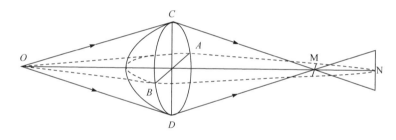

图 22-4   散光眼成像

散光眼的矫正方法是配戴适当焦度的柱面透镜，以矫正屈光不正子午线的焦度. 散光有近视散光和远视散光之分，因此可以配戴凹柱面镜和凸柱面镜来分别对应矫正.

3) 焦度和屈光度

焦度是表示透镜折射光线本领的物理量，空气中的薄透镜，焦度 Φ 和焦距 f 满足公式

$$\Phi = \frac{1}{f} \tag{22-3}$$

单位是屈光度(D)，$1D = 1m^{-1} = 100$度.

【实验器材】

光源、物屏、凸透镜 L、平面反射镜、光具座、透镜夹、像屏 K、透镜组(A、

B、C、E、F、D_1、D_2).

【实验步骤】

1. 判断透镜类型

观察配有编号的各透镜形状，判断透镜类型.

2. 获得平行光

(1) 按图 22-5 的顺序将各器件置于光具座上，上下、左右调节各器件，使其等高共轴.

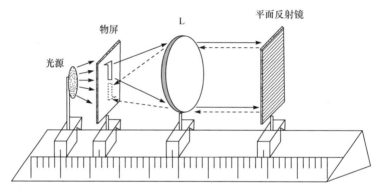

图 22-5　获得平行光的实验装置图

(2) 前后移动透镜 L，直到物屏上获得一个清晰的倒立像，此时由透镜 L 出射的光是平行光.

(3) 固定物屏及透镜 L 的位置，后续实验过程中不能移动.

3. 用平行光法测量透镜 A、B、C 的焦距

(1) 按图 22-6 的顺序将透镜 A 置于光具座上，调节等高共轴，前后移动像屏，

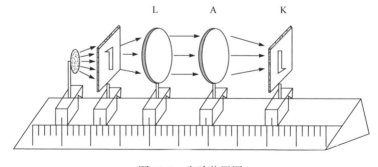

图 22-6　实验装置图

直至像屏 K 上得到清晰的像,记录 A、K 间的距离即为透镜 A 的焦距 f_A. 重复测量 3 次,将数据记录入表 22-1 中.

(2) 分别用透镜 B、透镜 C 替换透镜 A,参照上一步骤测量出的透镜 B、透镜 C 的焦距 f_B、f_C,将数据记录入表 22-1 中.

4. 正常眼、近视眼及远视眼的模拟及其矫正

(1) 将透镜 A、B、C 作为眼睛,A 为正常眼,则 A 的焦点即像屏 K 的位置就是视网膜的位置. 将 A、K 的位置固定,用透镜 B、C 分别替换 A,像屏 K 上的像均变得模糊. 若向前移动像屏 K 可得到清晰的像,则该透镜模拟近视眼. 若向后移动像屏 K 可得到清晰的像,则该透镜模拟远视眼. 将判断结果记录入表 22-1 中.

(2) 将透镜 B、E 紧密贴合置于 A 的位置,像屏 K 置于正常眼 A 的视网膜位置,若像屏 K 上得到清晰的像,则透镜 E 就是 B 的矫正镜片,将矫正镜片标号记录入表 22-1 中. 根据公式(22-2)计算出 f_E、Φ_E 记录入表 22-2 中.

(3) 将透镜 C、F 紧密贴合置于 A 的位置,像屏 K 置于正常眼 A 的视网膜位置,若像屏 K 上得到清晰的像,则透镜 F 就是 C 的矫正镜片,将矫正镜片标号记录入表 22-1 中. 根据公式(22-2)计算出 f_F、Φ_F 记录入表 22-2 中.

5. 散光眼的模拟与矫正

(1) 将透镜 A、D_1 紧密贴合置于 A 的位置,(A+D_1)模拟散光眼,前后移动像屏 K,观察 K 上的成像情况.

(2) 将像屏 K 置于正常眼 A 的视网膜位置,用 D_2 靠近 D_1 放置,缓慢旋转 D_2 直到像屏 K 上得到清晰的像,观察散光眼的矫正过程.

表 22-1　实验记录表

	1	2	3	平均值/cm	模拟眼睛类型	矫正镜片标号
f_A						
f_B						
f_C						

表 22-2　实验记录表

	焦距/cm	焦度/D
E		
F		

【注意事项】

(1) 取拿镜片时, 要拿镜片的边缘, 切勿触碰镜片的光学表面. 轻拿轻放, 将镜片固定在镜片夹上时, 确保镜片固定稳固后方可松手.

(2) 周围光线不宜过强, 最好暗室操作.

(3) 实验操作过程中, 注意各光学器件的等高共轴调节.

【思考题】

(1) 在操作实验步骤 2 获得平行光时, 若物屏上始终观察不到清晰的倒立像, 该如何操作才能观察到清晰像, 试分析原因.

(2) 在操作步骤 4 的第(2)部分时, 若 B、E 没有紧密贴合, 而是有一段间距, 还能用公式(22-2)计算 f_E 吗?如果不能, 如何计算 f_E?

(赵昕)

第3章 近代物理实验

实验 23　普朗克常量的测定

【实验目的】

(1) 掌握爱因斯坦光电效应方程，测量普朗克常量 h.

(2) 了解光的量子性，熟悉光电效应的规律.

实验23PPT

【实验原理】

　　19 世纪末人们发现，只要适当频率的光照射在金属球上，一些电子吸收了光的能量就能逸出金属表面. 这种由于光的照射，电子从金属表面逸出的现象称为光电效应. 在光电效应中，光显示出它的粒子性质，所以这种现象对认识光的本性，具有极其重要的意义.

　　1905 年爱因斯坦发展了辐射能量 E 以 $h\nu$ (ν 是光的频率)为不连续的最小单位的量子化思想，成功地解释了光电效应实验中遇到的问题. 1916 年美国物理学家密立根用精确的实验证实了爱因斯坦光电效应方程，并且用光电效应法测量了普朗克常量 h，确定了光量子能量方程的成立. 今天，光电效应已经广泛地运用于现代科学技术的各个领域，利用光电效应制成的光电器件已成为光电自动控制、电报，以及微弱光信号检测等技术中不可缺少的器件.

　　光电效应实验原理如图 23-1 所示，其中 S 为真空光电管，K 为阴极，A 为阳极，当无光照射阴极时，由于阳极与阴极是断路，所以检流计 G 中无电流流过；当用适当波长的单色光照射阴极 K 时，会形成光电流.

　　光电效应的伏安特性曲线如图 23-2 所示：光电流随加速电势差 U 的增加而增加，加速电势差增加到一定量值后，光电流达到饱和值，饱和电流与光强成正比，而与入射光的频率无关. U_A 和 U_K 分别表示阳极板和阴极板的电势，当 $U = U_A - U_K$ 变成负值时，光电流迅速减小. 实验指出，有一个遏止电势差 U_a 存在，当电势差达到这个值时，光电流为零.

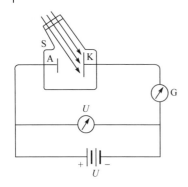

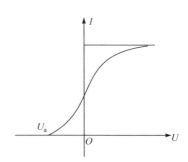

图 23-1　光电效应实验原理图　　　　　图 23-2　光电管的伏安特性曲线

光电子从阴极逸出时，具有初动能，如果存在一个减速电压 U ，当 $U = U_a$ 时，光电子不再能达到阳极 A ，光电流为零．所以电子逸出后的初动能等于它克服电场力所做的功，即

$$\frac{1}{2}mv^2 = eU_a \tag{23-1}$$

根据爱因斯坦的光量子理论：光是一粒一粒运动着的粒子流，这些光粒子称为光子，每一光子的能量为 $E = h\nu$ ，其中 h 为普朗克常量，ν 为光波的频率．金属中的一个电子吸收一个频率为 ν 的光子能量后，一部分用于电子从金属表面逸出所需的逸出功，一部分转化为光电子的初动能 $\frac{1}{2}mv^2$ ，由能量守恒定律可知

$$h\nu = \frac{1}{2}mv^2 + A \tag{23-2}$$

式(23-2)称为爱因斯坦光电效应方程．

由此可见，光电子的初动能与入射光频率 ν 呈线性关系，而与入射光的强度无关．实验指出，当光的频率 $\nu < \nu_0$ 时，不论用多强的光照射到物质都不会产生光电效应，$\nu_0 = \dfrac{A}{h}$ ，ν_0 称为红限．

爱因斯坦光电效应方程提供了测普朗克常量的方法：由式(23-1)和(23-2)可得

$$h\nu = e|U_0| + A \tag{23-3}$$

当用不同频率 $(\nu_1, \nu_2, \cdots, \nu_n)$ 的单色光分别做光源时，就有

$$h\nu_1 = e|U_1| + A$$
$$h\nu_2 = e|U_2| + A$$
$$\cdots\cdots$$
$$h\nu_n = e|U_n| + A$$

联立其中任意两个方程就可得到

$$h = \frac{e(U_i - U_j)}{v_i - v_j} \tag{23-4}$$

由此若测定了两个不同频率的单色光所对应的遏止电势差即可算出普朗克常量 h，也可由 v-U 直线的斜率求出 h.

本实验中采用汞灯光源，通过滤色片可以得到几种波长相差较远的单色光，其频率自然也相差较远. 表 23-1 所示为汞灯光源与滤光片联合作用后常见的单色光.

表 23-1　汞灯谱线中常见的单色光

波长/nm	频率/($\times 10^{14}$Hz)	颜色
579.0	5.179	黄
577.0	5.196	黄
546.1	5.490	绿
435.8	6.879	蓝
404.7	7.408	紫
365.0	8.214	近紫外

为了获得准确的遏止电势差值，本实验用的光电管应该具备下列条件：

(1) 对所有可见光谱都比较灵敏.

(2) 阳极包围阴极，这样当阳极为负电势时，大部分光电子仍能射到阳极.

(3) 阳极没有光电效应，不会产生反向电流.

(4) 暗电流很小.

【实验器材】

普朗克常量测定仪如图 23-3 所示.

本实验普朗克常量测定仪使用了性能优良的光电管和滤色片，使用了超低偏流的高精密运放，提高了整体性能. 另外，引入了地线的等电势连接技术和放大器的静电屏蔽技术，从而明显提高了微电流测量的稳定性，使得测量的重复性变好，准确度也得到了改善.

1. 光源

用高压汞灯做光源，配以专用镇流器，光谱范围为 320.3～872.0nm，可用波长为 365.0nm、404.7nm、435.8nm、546.1nm、577.0nm 的五条强线谱线.

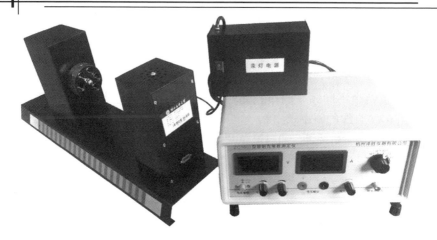

图 23-3 普朗克常量测定仪

2. 滤光片

滤光片的主要功能是透过某种谱线的滤光片不允许其附近的谱线透过(通过不同谱线的滤色片的组合,使测量某一谱线时无其他谱线干扰,避免了谱线相互干扰带来的测量误差). 高压汞灯发出的可见光中,强度较大的谱线有 5 条,仪器配以相应的 5 种滤光片.

3. 光电管暗盒

采用测 h 的专用光电管,由于采用了特殊结构,所以光不能直接照射到阳极,由阴极反射照到阳极的光也很少,加上采用新型的阴、阳极材料及制造工艺,所以阳极反向电流大大降低,暗电流也很低.

4. 微电流测量仪

在微电流测量中采用了高精度集成电路构成电流放大器,对测量回路而言,放大器近似于理想电流表,对测量回路无影响,使测量仪具有高灵敏度(电流测量范围 $10^{-13} \sim 10^{-6}$ A)、高稳定性(零漂小于满刻度的 0.2%),从而使测量精度、准确度大大提高. 测量结果由 $3\frac{1}{2}$ 位 LED 显示.

5. 光电管工作电源

仪器提供了两组光电管工作电源($-2 \sim +2$V,$-2 \sim +30$V),连续可调,精度为0.1%,最小分辨率 0.01V,电压值由 4 位 LED 数显,仪器前、后面板如图 23-4和图 23-5 所示,整体结构图如图 23-6 所示.

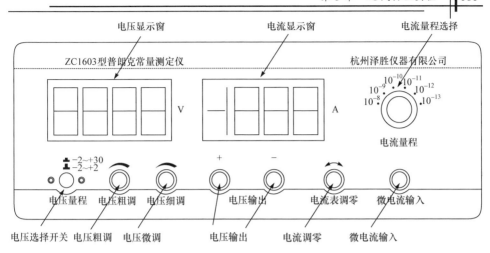

图 23-4 普朗克常量测定仪前面板图

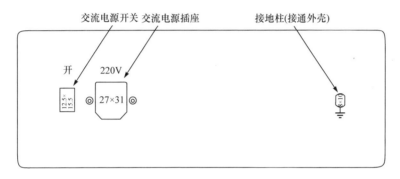

图 23-5 普朗克常量测定仪后面板图

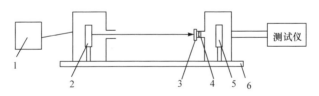

图 23-6 仪器整体结构图

1. 汞灯电源；2. 汞灯；3. 滤光片；4. 光阑；5. 光电管；6. 基准平台

　　理论上，测出各频率的光照射下阴极电流为零时对应的 U_{AK}，其绝对值即该频率的截止电压，然而实际上由于光电管的阳极反向电流、暗电流、本底电流及极间接触电势差的影响，实测电流并非阴极电流，实测电流为零时对应的 U_{AK} 也并非截止电压. 光电管制作过程中阳极往往被污染，沾上少许阴极材料，入射光照射阳极或入射光从阴极反射到阳极之后都会造成阳极光电子发射，U_{AK} 为负值时，阳极发射的电子向阴极迁移构成了阳极反向电流. 暗电流和本底电流是热激发产生的光电流与杂散光照射光电管产生的光电流，可以在光电管制作或测量过程中采取适当措施以减少或消除它们的影响. 极间接触电势差与入射光频率无关，只影响 U_0 的准确性，不影响 U_0-ν 的直线斜率，对测定 h 无影响. 此外，由于截止电压是光电流为零时对应的电压，若电流放大器灵敏度不够，或稳定性不好，都会给测量带来较大误差.

普朗克常量测定仪采用了新型结构的光电管. 由于其特殊结构，所以光不能直接照射到阳极，由阴极反射照到阳极的光也很少，加上采用新型的阴、阳极材料及制造工艺，所以阳极反向电流大大降低，暗电流也很少. 由于仪器的特点，在测量各谱线的截止电压 U_0 时，可不用难于操作的"拐点法"，而用"零电流法"或"补偿法".

零电流法是直接将各谱线照射下测得的电流为零时对应的电压 U_{AK} 的绝对值作为截止电压 U_0. 此法的前提是阳极反向电流、暗电流和本底电流都很小，用零电流法测得的截止电压与真实值相差很小，且各谱线的截止电压都相差 U，对 U_0-ν 曲线的斜率无大的影响，因此对 h 的测量不会产生大的影响.

补偿法是调节电压 U_{AK} 使电流为零后，保持 U_{AK} 不变，遮挡汞灯光源，此时测得的电流 I_1 为电压接近截止电压时的暗电流和本底电流. 重新让汞灯照射光电管，调节电压 U_{AK} 使电流值至 I_1，将此时对应的电压 U_{AK} 的绝对值作为截止电压 U_0. 此法可补偿暗电流和本底电流对测量结果的影响.

【实验步骤】

1. 测量前的准备工作

将汞灯暗箱光输出口用遮光盖盖上，同时对准光电管暗箱光输入口，调整光电管与汞灯距离约 40cm 并保持不变. 如需调整距离或角度，可以调松光电管暗箱底面的手拧螺钉，调整后再拧紧手拧螺钉. 将汞灯电源和测定仪接通，并打开电源开关，需要预热 20min.

使用专用连接线将光电管暗箱电压输入端与测定仪电压输出端(后面板上)连接起来(红-红，蓝-蓝). 用高频匹配电缆将光电管暗箱电流输出端 K 与测定仪微电流输入端(后面板上)连接起来. 将"电流量程"选择开关置于所选挡位，仪器在充分预热后，进行测试前调零，旋转"调零"旋钮使电流指示为 000.0.

2. 测光电管的伏安特性曲线

将电压选择按键置于 $-2\sim+30$V；根据光电流的大小，将"电流量程"选择开关置于 10^{-10}A 或 10^{-11}A 挡；将直径 2mm 的光阑及 435.8nm 的滤色片通过旋转手轮对准于光电管暗箱光输入口上.

(1) 打开汞灯遮光盖, 从低到高调节电压, 记录电流从零到非零点所对应的电压值作为第一组数据, 以后电压每变化一定值记录一组数据到表 23-2 中.

注意: 由于光电流会随光源、环境光以及时间的变化而变化, 测量光电流时, 选定 U_{AK} 后, 应取光电流读数的平均值.

(2) 在 U_{AK} 为 30V 时, 根据光电流的大小, 将"电流量程"选择开关置于 10^{-10} A 或 10^{-11} A 挡, 记录光阑分别为 2mm、4mm、8mm 时对应的电流值于表 23-3 中.

旋转手轮, 使直径 4mm 的光阑及 546.1nm 的滤色片对准光电管暗箱光输入口, 重复(1)、(2)测量步骤.

用表 23-2 数据在坐标纸上作对应于以上两种波长及光强的伏安特性曲线. 由于照到光电管上的光强与光阑面积成正比, 用表 23-3 的数据验证光电管的饱和光电流与入射光强成正比.

表 23-2　I-U_{AK} 关系

435.8nm 光阑 2mm	U_{AK}/V								
	I/($\times 10^{-23}$A)								
546.1nm 光阑 4mm	U_{AK}/V								
	I/($\times 10^{-23}$A)								

表 23-3　I_M-P 关系

(U_{AK} = _____ V)

435.8nm	光阑孔 Φ				
	I/($\times 10^{-10}$A)				
546.1nm	光阑孔 Φ				
	I/($\times 10^{-10}$A)				

3. 测定普朗克常量

将选择按键置于 $-2\sim+2$V 挡; 将"电流量程"选择开关置于 10^{-12} A 挡, 将测定仪电流输入电缆断开, 调零后重新接上; 将直径 4mm 的光阑及 365.0nm 的滤色片装在光电管暗箱光输入口上.

打开汞灯遮光盖, 从低到高调节电压, 用"零电流法"或"补偿法"测量该波长对应的 U_0, 并将数据记于表 23-4 中.

依次换上 404.7nm、435.8nm、546.1nm、577.0nm 的滤色片, 重复以上测量步骤.

表 23-4 U_0-V 关系

(光阑孔 $\psi =$ _____ mm)

波长 λ/nm	365.0	404.7	435.8	546.1	577.0
频率 ν/($\times 10^{14}$Hz)	8.216	7.410	6.882	5.492	5.196
截止电压 U_0/V					

根据 $K = \dfrac{\Delta U_0}{\Delta \nu} = \dfrac{U_{0i} - U_{0j}}{\nu_i - \nu_j}$，可用逐差法从表 23-4 的后四组数据中求出两个 K，将其平均值作为所求 K 的数值；另外也可用表 23-4 数据在坐标纸上作 U_0-V 直线，由图求出直线斜率 K.

求出 K 后，可用 $h = eK$ 求出普朗克常量，并与 h 的公认值 h_0 比较求出相对误差 $\delta = \dfrac{h - h_0}{h_0}$，式中 $e = 1.602 \times 10^{-19}$C，$h_0 = 6.626 \times 10^{-34}$J·s.

【注意事项】

(1) 汞灯一旦打开，实验过程中尽量不要关闭；如果关闭，请等待灯丝冷却后再次开启，否则会影响汞灯寿命.

(2) 汞灯预热完毕后，温度极高，禁止用手触摸汞灯上方的散热口.

(3) 光电管应保持清洁，禁止用手触摸；不用时旋转手轮遮盖通光口，禁止用光照射.

(4) 滤光片要保持清洁，使用时旋转手轮调节，禁止用手触摸.

【思考题】

(1) 测量普朗克常量时，如果调节旋转手轮，改变光阑的大小，会对实验结果有影响吗？为什么？

(2) 试说明和比较"零电流法"和"补偿法"的特点.

(3) 分析实验中会出现误差的地方，试说明其类型，分析减小误差的方法.

(孟燕军   池子强)

实验 24   磁共振原理及应用

【实验目的】

(1) 掌握磁共振原理，掌握弛豫时间的测量方法.

实验24PPT

(2) 了解磁共振信号的特点及反映生物组织信息的基本参量.

【实验原理】

1. 理论描述

最简单的原子核是氢核, 是一个带正电的质子, 可简化为绕着自己的自转轴高速旋转的陀螺, 用自旋磁矩 $\boldsymbol{\mu}_I$ 和自旋角动量 $\boldsymbol{L}_I$ 来描述. 它们之间的关系为

$$\boldsymbol{\mu}_I = \gamma_I \boldsymbol{L}_I \tag{24-1}$$

γ_I 称为核旋磁比, 是一个常数, 但不同的核有不同的核旋磁比. $\boldsymbol{\mu}_I$ 与 $\boldsymbol{L}_I$ 同向, 大小只相差一个 γ_I, 研究中常常用 $\boldsymbol{L}_I$. 二者都是微观量, 遵守量子规律. 氢核磁化率高于生物体中其他的核, 在人体中所占比重又最高, 所以目前研究磁共振成像就是研究氢质子在磁场中产生信号的图像.

具有磁矩的氢核置于主磁场 B_0 中后, 由于量子效应出现与主磁场正平行和反平行两种状态, 见图 24-1, 它们和磁场产生相互作用, 正平行的核能量比原能级 E_0 降低了 ΔE, 反平行的核提高了 ΔE, 两个状态产生了能极差 $A = 2\Delta E$, 称为裂距, 是一个很小的量, 用 $A = E = h\nu$ 描述. 如果外部有 $A = E = h\nu$ 电磁波入射, 处于低能态正平行的核吸收该能量跃迁到反平行的高能态这个过程称为共振激发. ν 是频率, 数量级 MHz, 在射频范围, 一般称射频(RF). 高能态不稳定, 会放出吸收的能量, 回到低能的平衡态, 这个过程叫弛豫(用时间描述), 这就是磁共振的一个周期, 放出的能量即为磁共振信号. 这是单个核的微观过程, 我们观察到的是大量原子核的宏观表现. 氢核进入主磁场后, 正平行低能态的核数略多于反平行的核数, 在 B_0=1T 时, 两者比值为 1.000007∶1, 矢量相加的结果等效于存在与原磁场 $\boldsymbol{B}_0$ 同向的宏观净磁矩 $\boldsymbol{M}_0$, 大小与氢自旋核密度 ρ、外磁场 $\boldsymbol{B}_0$ 的强度及温度有关. 设主磁场方向为 z 方向, 当大量氢核吸收射频脉冲的能量, 由正平行跃迁到反平行状态时, 宏观净磁矩 $\boldsymbol{M}_0$ 表现为绕 z 轴沿半径为 $\boldsymbol{M}_0$ 的球面旋转着离开, 持续时间(脉冲的宽度)使得 $\boldsymbol{M}_0$ 正好倒向 xy 平面的脉冲称为 90°脉冲, 持续时间使得 $\boldsymbol{M}_0$ 反向的脉冲称为 180°脉冲, 这是激发的宏观表现. 弛豫的宏观表现是倒下的 $\boldsymbol{M}_0$ 恢复到 z 轴方向. 氢核处于生物体中, 不同的组织有不同的周围环境, 宏观磁矩 $\boldsymbol{M}_0$ 由倾倒状态恢复到 z 轴方向放出吸收的能量可以有各种不同的方式, 不可能是共振吸收的逆行为, 正是这一点使磁共振释放的信号(能量)带有生物体的组织信息. 如果在 xy 平面放置接收线圈, 接收到 $\boldsymbol{M}_0$ 的恢复过程产生的感生电压信号 V, 称为自由感应衰减信号(free induction decay, FID). 弛豫过程是一个整体过程, 但在研究时为适应生物体弛豫过程的特点, 一般从两个侧面进行研究. 一个是净磁矩纵向分量 M_z 由最小恢复到 $\boldsymbol{M}_0$ 的过程, 称为

纵向弛豫，用 T_1 表示；另一个是净磁矩倾倒到 xy 平面，横向分量由 $M_{xy} = M_0$ 逐渐散项使 $M_{xy} = 0$ 的过程，称为横向弛豫，用 T_2 表示，T_1 是 T_2 的 10 倍左右. 生物组织密度 ρ、器官正常状态和病态的弛豫时间不同，所以 ρ、T_1、T_2 是基本成像参数. 用以产生磁共振图像数据的各种脉冲组合叫做脉冲序列, 本实验涉及自旋回波序列(spin echo, SE)、反转恢复序列(inversion recovery, IR)两个序列.

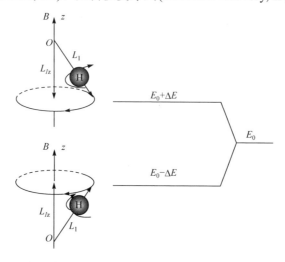

图 24-1 氢核角动量在空间的取向(左图)和对应的能量状态(右图)

2. 测量原理

1) 磁共振现象的观测原理

理论计算表明当发生磁共振时射频脉冲的频率等于 $\mathbf{M}_0$ 在主磁场中的旋进频率, 本实验在垂直于主磁场方向发射 RF 脉冲, 通过调节入射脉冲频率满足 $A = h\nu$, 控制 RF 发射时间为 90°脉冲, 使宏观静磁矩倾倒到 xy 平面后弛豫发生, 观察到 FID 电信号, 其傅里叶变换展示的对应频率分布峰值, 等于磁共振频率. 磁场越均匀, 射频脉冲频率越准确, 宽度适当, 信号越强.

2) 用 SE 序列(90°-τ-180°)测量横向弛豫时间 T_2

由于横向弛豫时间 T_2 不仅与氢核所处的微观环境有关, 更依赖于主磁场的不均匀程度, 一般主磁场的不均匀使横向弛豫时间大大缩短, 引起 T_2 的衰减远大于样品的实际衰减, 此时用 T_2^* 表示. 主磁场的不均匀总是存在的, 所以直接测量只能检测到 T_2^*. 90°脉冲后经 τ 时间发射 180°脉冲, 使正在发散的磁矩翻转 180°后变为聚合, 在 $t = 2\tau$ 时相位在 xy 平面重聚, 此时重聚的磁矩再一次散相产生信号的幅值 V 大小反映了横向弛豫的衰减规律, 见图 24-2, 图中 V_0 表示 90°脉冲刚结束时采集到电压信号的幅值.

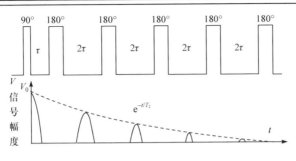

图 24-2　T_2 测量原理

由布洛赫方程的解可知 $M_{xy} = M_0 e^{-t/T_2}$. 因为 $M_{xy} \propto V$，所以 $V = V_0 e^{-t/T_2}$.

当 $t = 2\tau$ 时

$$V = V_0 e^{-2\tau/T_2} \tag{24-2}$$

通过改变脉冲间隔(改变第二脉冲出射时间)在 $t = T_E = 2\tau, 4\tau, 6\tau, \cdots$ 的时间点，测量自旋回波的幅度大小，得到电压信号弛豫衰减过程的曲线如图 24-2.

对式(24-2)两边取对数

$$\ln V = \ln V_0 - 2\tau / T_2$$

是一直线方程，V_0 是 90° 射频脉冲刚结束时 FID 信号的幅值，V 是回波幅值，对照直线方程 $y = kx + b$ 可知：$-\dfrac{2}{T_2}$ 是斜率. 由最小二乘法直线拟合得到 T_2

$$k = -\frac{2}{T_2} = \frac{\overline{\tau} \cdot \overline{\ln V} - \overline{(\tau \cdot \ln V)}}{(\overline{\tau})^2 - (\overline{\tau^2})} \tag{24-3}$$

3) IR 序列(180°-τ-90°)测量纵向弛豫时间 T_1

180° 使 $\boldsymbol{M}_0$ 反向后逐渐恢复，见图 24-3，但接收线圈法线在 xy 平面，接收不到电压信号，用 90° 脉冲使其倒向 xy 平面后散相产生 FID 信号，直接测量此信号得到 T_1. IR 序列布洛赫方程的解是

$$M_z = M_0(1 - 2e^{-t/T_1}) \tag{24-4}$$

由于 $M_z \propto V$，采集的信号 $V = V_0(1 - 2e^{-t/T_1})$，设 τ 时刻采集信号，则

$$V = V_0(1 - 2e^{-\tau/T_1}) \tag{24-5}$$

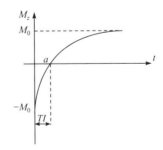

图 24-3　磁矩的纵向恢复

180° 脉冲很难做得准确，使依据式(24-5)的测量出现误差，也用最小二乘法直线拟合得到 T_1. 对式(24-5)两边除以 V_0 并变换为

$$e^{-\tau/T_1} = \frac{1}{2}\left(1 - \frac{V}{V_0}\right) \tag{24-6}$$

对式(24-6)两边取对数得

$$-\frac{\tau}{T_1} = \ln\frac{1}{2}\left(1 - \frac{V}{V_0}\right)$$

是一直线方程，V_0 是 180°射频脉冲刚结束时采集信号的幅值，V 是回波幅值，对照直线方程 $y = kx + b$ 可知：$-\frac{1}{T_1}$ 是斜率. 由最小二乘法直线拟合得到 T_1

$$-\frac{1}{T_1} = \frac{\overline{\overline{\tau} \cdot \ln\left(1 - \frac{V}{V_0}\right)} - \overline{\tau} \cdot \overline{\ln\left(1 - \frac{V}{V_0}\right)}}{\overline{\tau}^2 - \overline{\tau}^2} \tag{24-7}$$

由式(24-4)，当 $M_z = 0$ 时，纵向磁矩为零，即到达转折点，若此时间用 TI 表示则有

$$TI = T_1 \ln 2 \tag{24-8}$$

可估算 T_1，实验者可以作为一个对照.

【实验器材】

GY-CTNMR-10 核磁共振成像教学仪(图 24-4)、测量软件、计算机、1%CuSO$_4$ 水溶液样品管.

【实验步骤】

1. 实验准备

(1) 实验装置见图 24-4，开机预热，输出端口连接计算机，测量软件装入计算机.

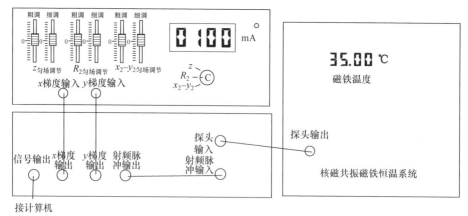

图 24-4　GY-CTNMR-10 型核磁共振成像教学仪实验装置图

(2) 旋转匀场线圈电流控制旋钮 C，分别至 z、R_2、x_2-y_2，调整对应的匀场线

圈使 mA 表示数为零，见图 24-4，样品管放入主磁场.

2. 共振频率的确定与观察

打开弛豫时间测量软件进入"参数设置"界面，点击 COM2 确定串行口后点击自动采集按钮，右侧空白处上端出现 FID 信号，下端用红色显示出信号的傅里叶变换图像. 调整"共振频率设定"，由本机给定的共振频率开始起调(如 18.57MHz)，通过粗、中、细三个按钮的调试 ，匀场电流 x、y 的调试，直到出现 FID 尾波最长、衰减最慢、最均匀、幅度最大，其傅里叶变换最高最尖且周围波形光滑，即得到了正确的共振频率，如图 24-5 所示，注意观察 FID 信号和共振频率，此时 RF 脉冲为 90°. 需要注意的是脉冲型 RF 入射得到的共振频率作为专门测量，误差较大，精确测量需使用连续谱 RF 入射，测量共振吸收峰.

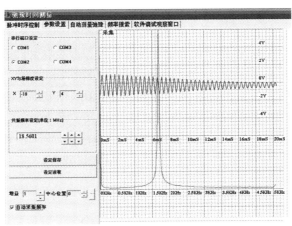

图 24-5　FID 信号与磁共振频率
此图为计算机截图，单位保持原样

3. 用自旋回波法测 1%CuSO$_4$ 水溶液中氢核的横向弛豫时间 T_2

(1) 因为我们测量的是 180°脉冲后的回波，消除了主磁场不均匀的影响，人为加 z 梯度电流(几十个毫安)，使 FID 信号衰减加快，测量更快更精确.

(2) 建立最佳的自旋回波序列. 点开"脉冲时序控制"界面，在脉冲方式选项中选择"自旋回波测量 T_2"，再点击"采集数据"复选项，信号曲线就在下面出现了，如图 24-6 上部所示. 为了得到最好的自旋回波信号需确定第一脉冲宽度达 90°和第二脉冲宽度为 180°. 调整第一脉冲宽度按钮使下面出现的 FID 信号幅度最大. 关闭第一脉冲，调整第二脉冲按钮使信号幅度最小，接着打开第一脉冲，再进一步调整第二脉冲，使回波幅度最大. 由于脉冲宽度是周期变化的，注意我们一般选取最大幅度对应的最小宽度值，且 180°脉冲宽度大约为 90°脉冲的两倍. 调好界面见图 24-6，点击"重复时间"选择 T_R 在 0.5～2s.

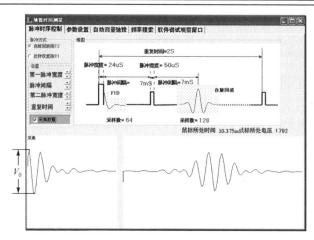

图 24-6　脉冲时序控制界面和 SE 序列的自由感应衰减信号及回波信号

此图为计算机截图，单位保持原样

(3) 回波幅度测量. 通过点击"脉冲间隔"按钮改变脉冲间隔时间 τ，测量回波幅度和回波时间 2τ. 测量方法是将鼠标点至回波波谷和波峰，界面上出现鼠标所在处时间和电压值，据此测出回波时间 $TE=2\tau$ 值及回波幅度值. 本机脉冲间隔最小值为 7ms，故测量从 $2\tau = 7$ms 开始，以后以 1ms 或 2ms、3ms 间隔，逐次测量，取十组数据填入表 24-1，代入最小二乘法直线拟合公式(24-3)进行计算.(注意记录 V_0，即 FID 信号最大值，测量方法与测量回波相同.)

$$T_2 = -\frac{2}{k} = _____ \text{ms}$$

表 24-1　自旋回波序列测 T_2

（样品：1%CuSO$_4$水溶液，B_0=____T，V_0=____mV）

测量次数	1	2	3	4	5	6	7	8	9	10
2τ/ms										
V/mV										
ln$V$										

也可用软件自动测量，进入"自动测量弛豫"界面，在"脉冲间隔控制"设置中设定"步长"(一般为 1ms)，"起始脉冲间隔时间"(一般为 7ms)和"采集次数"(一般为十次)这三个参数. 然后选择"自旋回波测量 T_2"复选框，测量好后点击"数据处理"按钮，右侧闪动信号采集过程，测量结果显示在左侧下面，多测量几次求平均就得出 T_2 值.

4. IR 序列测量纵向弛豫时间 T_1

(1) 回到"脉冲时序控制"界面. 在脉冲方式中选择"反转恢复测 T_1"，出

现如图 24-7 上部情况. 调节第一脉冲宽度使 FID 信号幅度最大，表明已达 90°，
用鼠标测量信号的幅度(V_0)，用此值表示 180°脉冲后产生信号的幅值.

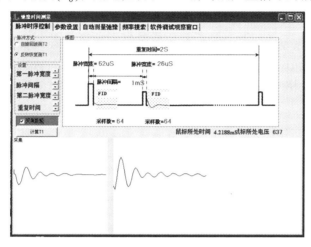

图 24-7　IR 序列测 T_1 界面设置

(2) 设置反转恢复脉冲序列. 与自旋回波序列相反, 反转恢复序列的第一个脉
冲是 180°脉冲, 第二个脉冲是 90°脉冲. 如果之前用自旋回波法测过 T_2, 两个脉
冲宽度对调与自旋回波的相反即可. 如果重新设置, 设置第一脉冲(180°)宽度的依
据是信号为零, 一般调不到零, 取信号最小. 设置第二脉冲(90°)宽度是把脉冲间
隔时间调至零后, 把 90°脉冲信号幅度调至最大, 此时第一个波谷最低, 见图 24-7,
与 FID 信号反相, 表明把反转到负向的磁矩翻转到了 xy 平面.

(3) 调节脉冲间隔按钮, 随着间隔的增大, 信号幅度越来越低. 本机脉冲间隔
最小值为 7ms, 故测量从 $\tau = 7$ms 开始, 以后以 2ms 或认为合适间隔, 逐次测量,
通过鼠标测量信号出现的时间和幅度, 取十组数据填入表 24-2. 代入最小二乘法
直线拟合公式(或输入数据处理软件)求得 T_1.

由公式(24-8)$TI = T_1 \ln 2$ 计算出 T_1, 与直线拟合法进行比较(由于 180°脉冲很
难达到 180°, 零点也难以精确测定, 测量误差较大, 一般偏小, 实验中注意观察).

表 24-2　反转恢复序列测 T_1

(样品：1%$CuSO_4$ 水溶液，B_0=_____T，V_0=_____mV)

测量次数	1	2	4	5	6	7	8	9	10	T_1
脉冲间隔/ms	7									
信号幅度/mV										
$TI = T_1 \ln 2$										

【注意事项】

(1) 在自旋回波序列(SE)测 T_2 脉冲序列调整中, 确定第二脉冲(180°回波脉冲)宽度时注意关闭第一脉冲(90°).

(2) 在反转恢复序列(IR)测 T_1 脉冲序列调整中, 确定第一脉冲(180°)宽度的依据是使得信号最小, 注意紧接着(间隔时间为零)调第二脉冲(90°)宽度使得信号最大, 且与 FID 反相位.

【思考题】

(1) 分析磁共振发生的条件?

(2) 在 T_2 的测量中, 为什么施加 90°脉冲后不直接测量, 而是在施加 180°重聚脉冲后测量回波?

(3) 在用 IR 序列测 T_1 的实验中, 用公式 $TI = T_1 \ln 2$ 得到的 T_1 值往往小于实际的值, 试结合本实验分析误差产生的原因?

(侯淑莲)

实验 25　激光全息实验

【实验目的】

(1) 通过拍摄漫反射物体的反射全息图, 加深对全息照相基本原理的理解.

(2) 通过观察反射全息图的重现像, 领会并总结全息照相的特点及其与普通照相的本质区别.

实验25视频资料

(3) 通过光路布置过程, 熟悉和掌握各种光学元件的特性及其调节方法.

实验25PPT

【实验原理】

1. 全息照相原理

全息照相是和普通照相具有本质区别的一种显示物体三维像的照相技术, 它具有真正的视差和大景深, 因此有真正的立体感.

普通照相是把从物体表面发出或反射的光经透镜会聚成像, 用感光胶片把像记录下来. 由于现有的光记录介质的响应时间比光波振动的周期长得多, 因此都只能记录光强——光波振幅的平方, 而不能直接记录光波的相位, 所以它得不到一个三维像的记录.

全息照相不仅记录了物体光波的振幅，同时也记录了它的相位，这种方法把物体光波波前的全部信息都记录下来，所以成为"全息照相"，也称为波前记录.利用光的衍射原理可把物体光波再现出来.

全息照相不仅要记录物体光波的振幅，而且还要记录相位，而记录介质只对光的强度(振幅的平方)敏感，因此必须把相位也转换成振幅信息并把它记录下来，光的干涉效应——两列相干光波叠加而产生明暗相间的干涉条纹(干涉图案)，不但与这些相干光的振幅有关，而且与相位有关，为了产生干涉效应记录相位，可用另一束称之为参考光的相干光和物体光波相干涉来完成. 现在通常采用的记录和再现光路大都是利思所提出的"离轴型"全息图光路，即物光束和参考光束由明显不同的方向到达记录介质. 这种全息图记录的典型光路如图 25-1 所示.

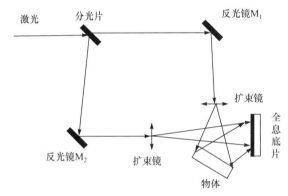

图 25-1　反射全息照相光路图

从激光器发出的光经分光片分成两束，其中反射的一束到达反射镜 M_2，然后经扩束镜扩束后照射全息底片(此即参考光束)，另一束透射光到反射镜 M_1，经扩束镜扩束照到物体，再由物体漫反射到全息底片形成物光束. 物光束和参考光束在全息底片上叠加，产生干涉并出现各种明暗不同的条纹、圆环、斑点等干涉图案，并由底片上感光乳剂记录下来，经显、定影后成为一张全息照片(全息图).全息图上的干涉条纹形状反映物光和参考光的相位关系，而其明暗对比则反映物光的强度.

由图 25-1 可知，全息照相的记录过程和普通照相不同，它可以不要透镜，因此也称无透镜成像，而记录过程实质上是一个光波干涉的过程.

用数学公式可以表达如下.

假设 xOy 为全息照相干版平面，z 轴垂直于平面，物光和参考光在该平面上分别表示为

$$O(x,y) = O_0(x,y)e^{i\varphi_O(x,y)}$$

$$R(x,y) = R_0(x,y)e^{i\varphi_R(x,y)} \tag{25-1}$$

两列光波在底片平面上干涉后的合振幅及光强为

$$A = O + R$$

$$I = (O+R)(O^* + R^*) = OO^* + RR^* + OR^* + O^*R$$

$$= O_0^2 + R_0^2 + O_0R_0e^{i(\varphi_O - \varphi_R)} + O_0R_0e^{-i(\varphi_O - \varphi_R)}$$

$$= O_0^2 + R_0^2 + 2O_0R_0\cos(\varphi_O - \varphi_R) \tag{25-2}$$

式(25-2)是全息照相记录的基本公式.

当把感光后的全息照片显、定影处理后，用激光照射，有一个振幅透过率 T，即透射光复振幅和入射光复振幅之比，在线性记录时，振幅透过率 T 和曝光时光强成正比，即

$$T = \beta I \tag{25-3}$$

当用再现光波 $C = C_0(x,y)e^{i\varphi_C(x,y)}$ 照射时，透过光波

$$A = CT = C\beta(O_0^2 + R_0^2) + C\beta OR^* + C\beta OR$$

其中 β 是一常数，为了简单起见，常把它略去放在 C_0 中，这样

$$A = (O_0^2 + R_0^2)C_0e^{i\varphi_O} + C_0R_0O_0e^{i(\varphi_C + \varphi_O - \varphi_R)} + C_0R_0O_0e^{i(\varphi_C - \varphi_O + \varphi_R)} \tag{25-4}$$

这就是全息图的再现，也称波前再现的公式，式中第一项是表示再现光波透过后继续直射波，第二项代表原始像，而第三项则代表共轭像.

2. 全息照相的再现

全息干版上记录的并不是物体的几何图样，直接观察会看到许多明暗不同的条纹、小环和斑点等干涉图样，要看到原来物体的像，必须利用光栅衍射原理使全息照片再现原来物体发出的光波，这个过程就称全息图的再现.

再现过程的观察光路如图 25-2 所示，一束从沿着与原来参考光方向相同的激光束(通常称为再现光)照射全息照片，全息照片上干涉条纹相当于复杂的光栅，按光栅衍射原理，再现光将发生衍射，其+1 级衍射光是发散光，与物体在原来位置时发出的光波完全一样，将形成一个虚像，与原物体完全相同，称为真像；–1 级衍射光是会聚光，将形成一个共轭实像，称为赝像. 当沿着衍射方向透过全息照片向原来被摄物的方位观察时，就可以看到那个逼真的三维立体图像(虚像).

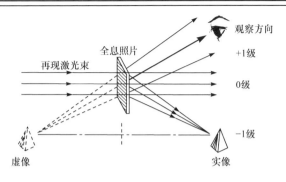

图 25-2　全息图的再现

3. 全息照相特点

由于全息照相是波前的记录和再现，因此它有着和普通照相不同的特点：

(1) 真正的体视性.全息图记录的是物体的三维形象，这可以通过观察全息重现像加深理解.

(2) 全息图具有弥散性，即使一张打碎的反射全息图的碎片仍可通过激光照明重现所拍摄物体的完整的形象.

(3) 全息照相可进行多重记录，只需适当改变参考光相对于全息底片的入射角，即可在同一张全息底片上记录多个全息图.

【实验器材】

F-QX-2 型半导体激光全息实验仪、RSP-I 型全息干版、直尺、烧杯 2 个、蒸馏水、100%异丙醇、吹风机.

【实验步骤】

1. 光路调整

先将每个光学元件安放在底座上，调至等高，光学器件的中心大致在同一高度. 根据图 25-1 的基本光路，按照全息台面的大小和激光器的位置，考虑各光学元器件的特点，在台面上大致设计好光路的摆放. 在安装光路时要注意到：

(1) 物光与参考光两光束的夹角应控制在 $30°\sim60°$，以便重现时衍射物光与零级透射光容易分开.

(2) 从分束镜到记录平面应使参考光和物体中心部位物光的光程尽量相等，光程差不超过 0.5cm，因为激光的相干长度有限.

(3) 由 M_2 反射的细激光束应射到拍摄所用的干版的中心.

(4) 物体与干版架的距离一般应控制在 5cm 以内，太大会导致物光较弱，不利于记录.

2. 调节曝光时间

应根据所用激光器的功率、被拍摄物面的反射率状况以及所用全息底片的灵敏度，确定适合的曝光时间.本实验可以曝光 90～150s.

3. 显影及定影

曝光后的干版处理方法如下(18°～25°)：

(1) 在蒸馏水内静置浸泡 10s.

(2) 在纯度为 100%异丙醇中脱水观察 80～130s.

(3) 取出后，迅速用吹风机热风吹干，主要对着药膜面吹，直到出现清晰明亮的图像为止(对反射全息图).

(4) 封装：用干净的玻璃片(如洗干净的废光谱版)覆盖全息版感光层面，再用市售密封胶(如天津生产的双组分"Hy-914"快干胶)密封，固化后即得一块可保存的全息片或艺术品.

【注意事项】

(1) 要注意安全，绝对不能用眼睛直视未扩束的激光束，防止视网膜损伤.

(2) 轻拿轻放，不要用手触摸实验仪器的光学元件的镜面.

(3) 在拍摄全息照片时，要保持室内安静，不要触及防震平台.

(4) 放置好全息干板后，静置 2min 后再曝光，以便让整个光路系统稳定下来.

(5) 在实验过程中，应拿住全息片的边缘. 注意不要触摸药膜面，以免碰伤全息片.

【思考题】

激光全息照相有哪些特点？与普通照相有什么区别？

(王卫国)

参 考 文 献

陈涛, 唐碧华. 2016. 医用物理学实验教程. 2 版. 北京: 科学出版社

盖立平, 仇惠. 2013. 医学物理学实验. 3 版. 北京: 科学出版社

洪洋. 2014. 医用物理学. 3 版. 北京: 高等教育出版社

侯晓强, 侯秀梅. 2016. 大学物理实验教程. 北京: 高等教育出版社

吉强, 洪洋. 2016. 医学影像物理学. 4 版. 北京: 人民卫生出版社

吉强, 王晨光. 2016. 医学物理学. 北京: 科学出版社

黎萌, 张燕. 2016. 物理学实验. 南宁: 广西科学技术出版社

李秀珍, 薛美, 赵昕. 2013. 大学物理实验. 北京: 科学技术文献出版社

梁铨廷. 2009. 物理光学. 北京: 电子工业出版社

马文蔚. 2014. 物理学. 下册. 6 版. 北京: 高等教育出版社

秦任甲, 闫冰. 2008. 物理学实验. 4 版. 桂林: 广西师范大学出版社

仇惠, 张瑞兰. 2017. 医学物理学实验. 4 版. 北京: 人民卫生出版社

仇惠. 2014. 大学物理实验. 北京: 科学出版社

王晨光, 武宏. 2016. 物理学实验指导. 北京: 人民卫生出版社

王磊. 2013. 医学物理学. 8 版. 北京: 人民卫生出版社

张翼, 罗亚梅. 2013. 医学物理学实验. 南京: 江苏凤凰科技出版社

赵敏福. 2015. 大学物理实验. 合肥: 中国科学技术大学出版社

俎栋林. 2014. 核磁共振成像原理-物理原理和方法. 北京: 北京大学出版社